21世纪医学影像专业教材

医用CT技术及设备实验教程

主 编／姚旭峰 廉世俊 范一峰

U0259900

复旦大学出版社

编写委员会

姚旭峰（上海健康医学院）

廉世俊（上海西门子医疗器械有限公司）

范一峰（杭州医学院）

桑玉亭（上海健康医学院）

沈秀明（上海市松江区卫生人才培训中心）

李　伟（上海健康医学院）

武　杰（上海理工大学）

夏　天（华东师范大学）

彭文献（上海健康医学院）

黄清明（上海健康医学院）

韩志刚（复旦大学附属妇产科医院）

程杰军（上海交通大学医学院附属仁济医院）

李占峰（江苏联合职业技术学院南京卫生分院）

于同刚（复旦大学附属华山医院）

李涛涛（上海西门子医疗器械有限公司）

叶硕奇（上海西门子医疗器械有限公司）

朱家鹏（上海西门子医疗器械有限公司）

凌荣华（上海健康医学院）

唐智贤（上海健康医学院）

黄　干（上海交通大学医学院附属仁济医院）

蔡晓鹭（上海西门子医疗器械有限公司）

程敬海（上海健康医学院）

前　言

　　《医用CT技术及设备实验教程》针对医学影像技术及生物医学工程专业教学内容编写,是复旦大学出版社出版《医用CT技术及设备》的配套教材。为了提升CT课程教学效果,丰富教学内容,编者精心组织设计,专门成立了编写委员会完成编著工作。本书的编者来自高校、附属医院以及医疗器械公司第一线,具有丰富的教学与实践经验。

　　医用CT设备是临床诊疗中常用的影像学检查设备之一,由于能够断层成像,且能够清晰地显示组织结构信息,在临床诊疗中发挥了重要的作用。与其相关的设备结构认知、临床操作、图像重建与后处理、质量控制与故障分析等内容在实际工作中尤为重要,也是理论与实践教学的核心内容。

　　本书根据实际临床CT岗位的任务需求,系统设计了医用CT技术及设备的实验内容。本书共分5章,第一章"医用CT设备实验"由李伟、朱家鹏、黄清明、姚旭峰、廉世俊、程敬海编写;第二章"CT临床操作实验"由桑玉亭、沈秀明、彭文献、程杰军、于同刚、韩志刚、李占峰编写;第三章"CT图像重建与后处理实验"由武杰、夏天、唐智贤、黄干、凌荣华、范一峰编写;第四章"CT质量保证与控制实验"由叶硕奇、李涛涛、武杰、夏天编写;第五章"CT故障分析与检修实验"由朱家鹏、蔡晓鹭、程敬海、廉世俊编写。

　　感谢上海市教委Ⅱ类高原学科项目经费资助!

　　限于我们的认识和能力,本书尚有不足之处,恳切希望读者给予批评指正。

编者

2020 年 3 月

目　　录

第四章　CT质量保证与控制实验

第五章　CT故障分析与检修实验

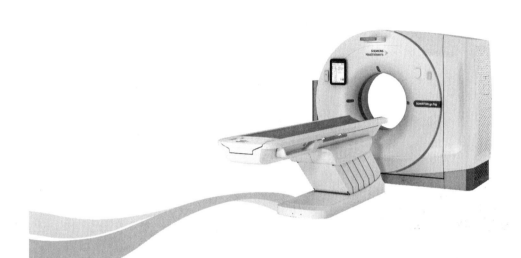

第一章

医用 CT 设备实验

实验一　CT机房布局

实 验 目 的 ▶▶▶

（1）了解机房设计过程中的注意事项。

（2）掌握基本的机房布局设计能力。

实 验 原 理 ▶▶▶

1. CT机房尺寸要求　在安装前,需要考虑CT扫描机架和扫描床在机房中的布局,并画出详细的布局平面图,一般有如下要求。

（1）CT扫描机架及扫描床距离机房墙壁的最小安装距离。该最小距离一般由厂商的安装指导书给出。该距离不仅考虑CT的散热问题,也要考虑方便服务工程师进行维护和检修。

（2）扫描床可以移动的行程范围。合理的行程范围可防止扫描床与机房墙壁发生碰撞。

（3）除扫描机架以及扫描床之外的部件在机房内的安放和安装位置,如高压注射器、外置型图像重建计算机（image reconstruction system，IRS）、不间断电源（uninterrupted power supply，UPS)等。

（4）机房门的宽度和高度要方便扫描机架和扫描床的运输。

（5）机房天花板与CT扫描机架顶部需预留一定距离。不同厂商设定的距离各异,但还需综合考虑顶部出风的风冷机架对于机房高度的要求。

2. CT机房供电要求　在CT安装通电之前,需要根据厂商给出的安装指导书检查机房供电是否满足要求,如果输入电压不在厂商给出的范围内,则需要安装额外的配电箱,或者选购厂商的变压设备,以使机房供电满足要求。此外,还有如下要求。

（1）主电源线及其他线缆需要分开走线,最好有专门的线槽。

（2）线路的弯转半径不宜过小。

（3）机房需要配备用于紧急断电的急停开关。

（4）应该按照厂商要求设定合理的断路器熔断电流。

（5）应该按照厂商要求配备漏电保护开关。

3. CT机房环境要求　由于CT属于精密成像设备,其成像性能往往容易受到温、湿度变化的影响,因此CT机房需配备空调系统,并按照厂商给出的安装指导书设定温、湿度。

具体需要考虑的有如下要求。

（1）机房的温度。

（2）机房的湿度。

（3）机房温、湿度的变化梯度。

（4）空调出风口与CT扫描机架的相对位置。对于风冷的CT扫描机架，一般应避免空调出风口直接对着机架进风口，防止灰尘对CT扫描机架的污染。

（5）电磁兼容和电磁屏蔽要求。

4. CT机房网络要求　现代医院的放射科都会建立放射科信息系统（radiology information system，RIS）和医学影像存档与通讯系统（picture archiving and communication systems，PACS）。所有CT设备所生成的图像，都会以特定的传输格式（如digital imaging and communications in medicine，DICOM），通过网络上传到RIS及PACS，方便科室医生的打印与调用。

此外，对于部分厂商，还会通过互联网远程接入CT扫描设备，通过定期读取日志文件，分析设备使用情况，给设备做远程体检。当设备故障时，还可以通过远程接入的方式，提供在线的故障排查和指导。

5. CT机房照明要求　CT扫描机房需要提供满足要求的照明条件。

（1）便于放射技师或者物理师对CT扫描机架以及扫描床等进行操作，并方便对患者进行准确摆位。

（2）便于服务工程师对设备进行维护保养和检修。

（3）方便医护人员对患者注射造影剂等操作。

6. CT机房辐射防护要求

（1）扫描机房的建设需满足国家法律、法规及标准，满足电离辐射屏蔽的条件。

（2）CT机房患者出入门需安装有符合要求的屏蔽，并且设立门禁控制系统；当屏蔽门被意外开启时，曝光应立即停止，防止人员误入造成意外照射。

（3）CT机房外需要设立曝光警示牌，警示牌需与CT扫描机架联动。当扫描进行时，警示牌需清晰显示如"正在曝光，禁止入内"等字样。

（4）CT机房的观察窗需要配备符合屏蔽要求的含铅玻璃。

7. 其他要求

（1）一般在CT搬运至机房前，需要检查地坪是否满足机房地面平整度的要求，如有必要，需重新做地坪。

（2）机房地面承重区域需要满足CT扫描机架和扫描床的安装。

实验器材 >>>

CT机房1间。

实验步骤 >>>

注意　本实验以特定机型作为参考，但不同厂家和型号的CT在参数上会有所不同，相应的设计要以该型号CT的安装指南为准。

1. 设计合理的 CT 机房布局图 了解 CT 机房尺寸要求,根据具体设备尺寸等信息设计合理的 CT 机房布局图。根据国家辐射防护标准,CT 机房面积应不小于 30 m²(包含扫描间和操作间)。具体机房尺寸还要根据需要安装的 CT 设备尺寸进行设计。以某机型 CT 为例,CT 主要部件的尺寸如表 1-1。

表 1-1　某型号 CT 机的主要部件尺寸

部件名称	长(mm)	宽(mm)	高(mm)
扫描机架	1 914	1 018	1 765
扫描床	2 630	580	950
电源分配柜	760	590	1 130
操作控制台	1 220	920	1 280

根据表 1-1 中的 CT 主要部件的尺寸,推荐的 CT 机房相关尺寸以及 CT 布局图如下(图 1-1)。

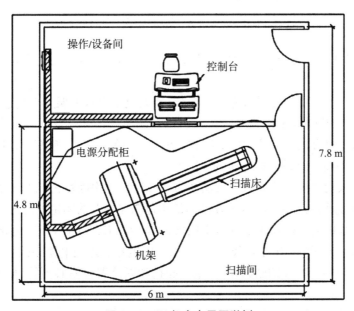

图 1-1　CT 机房布局图举例

(1) 扫描间推荐净尺寸(长×宽×高) ⋯⋯⋯⋯⋯⋯⋯⋯⋯ 6.0 m×4.8 m×2.8 m。

(2) 患者及设备出入门推荐净尺寸(宽×高) ⋯⋯⋯⋯⋯⋯ 1.3 m×2.1 m。

(3) 与设备出入门相邻走廊的推荐宽度 ⋯⋯⋯⋯⋯⋯⋯⋯⋯ 2.5 m。

(4) 观察窗参考尺寸(宽×高) ⋯⋯⋯⋯⋯⋯⋯⋯⋯⋯⋯⋯ 1.5 m×0.8 m。

(5) 窗底边距地面 ⋯⋯⋯⋯⋯⋯⋯⋯⋯⋯⋯⋯⋯⋯⋯⋯⋯ 0.8 m。

(6) 操作间推荐净尺寸(长×宽×高) ⋯⋯⋯⋯⋯⋯⋯⋯⋯ 3.0 m×4.5 m×2.8 m。

(7) 操作间门推荐净尺寸(宽×高) ⋯⋯⋯⋯⋯⋯⋯⋯⋯⋯ 1.0 m×2.0 m。

(8) 设备间推荐净尺寸(长×宽×高) ⋯⋯⋯⋯⋯⋯⋯⋯⋯ 3.0 m×2.2 m×2.8 m。

2. 扫描间承重要求

（1）扫描机架自重 1 770 kg，扫描床重 538 kg，均用地脚螺栓固定于地面。扫描机架下方的地面承重不小于 1 286 kg/m²，扫描床下方的地面承重不小于 852 kg/m²。

（2）扫描机架和扫描床的螺栓固定位置处需要做"T"形基座加固。"T"形基座的尺寸如图 1-2。

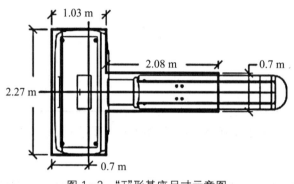

图 1-2 "T"形基座尺寸示意图

（3）"T"形基座加固处地下必须保证有 110 mm 混凝土层，且无钢筋等物。此混凝土标号不小于 C20。

（4）扫描间内地面水平度要求为 3 048 mm 距离范围内水平误差不超过 3 mm。

3. 了解 CT 机房的供电要求

（1）电源采用符合国家标准的供电制式。电压 380 V±10%，频率 50 Hz±3 Hz。相间电压的最大偏差不得超过最小相电压的 2%。

（2）系统最大功率为 90 kVA，连续功率为 20 kVA，功率因数为 0.85；设备最大瞬时峰值电流为 152 A，连续电流为 30 A，推荐使用最小过电保护器的额定电流为 110 A。

（3）要求专线供电。推荐使用专用变压器，容量为 112.5 kVA。三相导线标明相序后与保护接地（protecting earthing，PE）线一并引入配电柜。进线电缆必须采用多股铜芯线，接入柜内额定电流为 110 A 的断路器，且电缆颜色和断路器规格必须符合标准电气安装手册规定。

（4）变压器到配电柜之间的电缆截面的选择应保证变压器输出端到设备配电柜的压降<2%。

（5）空调、照明及电源插座用电必须与设备用电分开。

（6）电缆槽只供本设备专用，且必须做到表面平整，防水、防油，远离发热源，避免温度剧烈变化，金属电缆槽必须接地，电缆槽尺寸通常为 0.2 m×0.15 m（宽×深）。

（7）扫描间和操作间之间必须预留 0.15 m×0.15 m 的电缆穿墙孔，以确保电缆的正常连接。

（8）本设备要求设置专用的 PE 线，接地电阻<2 Ω，且必须采用与供电电缆等截面的多股铜芯线。

（9）确保安装场地满足电气设备的正常工作环境：防鼠、防火、防热、防水、防潮、防冻、防酸、防腐、防磁、防雷、防震。

4．讨论场地环境的要求

（1）环境温度和湿度：扫描间推荐温度为22℃，需配备足够的温度和湿度控制系统，如空调、除湿机或加湿器等，以满足系统的温、湿度要求。温、湿度要求举例见表1-2。扫描间的温度梯度应控制在3℃/h以内，不同的选件配置，散热量稍有差别。

表1-2　CT机房温、湿度要求举例

CT机房	温度 （℃）	温度变化率 （℃/h）	湿度 （%）	湿度变化率 （%/h）	散热量 （kW）
扫描间	18～22	≤3	30～60	≤5	8.55
操作间	18～22	≤3	30～60	≤5	2.35

（2）电磁干扰

1）扫描间和操作间必须处于静磁场0.1mT（1Gs）、交变磁场$1\mu T$（0.01Gs）以外的地方。

2）扫描机架和控制台距离电源分配柜不得小于1.5m。

3）不要将设备放置于变压器、大容量配电房、高压线、大功率电机等附近，以免产生的强交流磁场影响设备的工作性能。

（3）震动特性要求

1）在震动频率范围0.5～80Hz内，稳态震动（通常由电动机、泵、空调压缩机等引起）有效值不得超过$10^{-3}\ m/s^2$。

2）瞬态震动（通常由交通工具、开关门引起）从峰值变化不得超过$0.01\ m/s^2$。CT场地要尽量远离以下震动源：停车场、直升机场、公路、地铁、火车、电梯、水泵、大型电机等。

（4）海拔高度：设备用房的海拔应高于-150m，低于3048m。

5．灯光照明要求　房间需配备足够的照明设施，推荐在扫描间和操作间配备两路照明系统，即恒定的荧光照明和可调的白炽灯照明系统，以满足患者的舒适感和方便CT操作人员对屏幕和患者的观察。

6．根据辐射防护相关法规及国家标准，讨论辐射防护要求

（1）防辐射机房外的人员可能受到照射的年有效剂量应<0.25mSv。

（2）在CT机扫描室的入口处，应设置红色工作标志灯。标志灯的开闭应受设备的操纵台控制。

（3）CT机房的出入门和观察窗应与同侧墙具有同等的屏蔽防护。防护窗应略大于窗口，防止窗与墙接壤缝隙泄露辐射。

（4）CT机房设有吊顶时，可在吊顶处采取附加屏蔽，使吊顶和机房顶的总屏蔽满足对屋顶上方驻留人员的防护要求。

（5）在距机房外表面0.3m处，空气比释动能率<7.5$\mu Gy/h$。

（6）CT机房有用/非有用线束方向铅当量为不低于2mmPb。

（7）机房门外应有电离辐射警告标志、放射防护注意事项、醒目的工作状态指示灯，灯

箱处应设警示标志。

（8）机房门应有闭门装置，且工作状态指示灯和与机房相通的门能有效联动。

（9）防护用品和辅助防护设施的铅当量应不低于 0.25 mmPb，儿童防护用品和辅助防护设施的铅当量应不低于 0.5 mmPb。

7. 预安装　检查设备清单及所需的工具和测试设备。

实验讨论 >>>

（1）CT 机房设计为什么要分为操作间和扫描间？

（2）CT 机房的温、湿度要求有哪些？

（李　伟　朱家鹏　姚旭峰）

实验二　CT硬件组成识别

实验目的

（1）掌握CT机的基本组成及功能。

（2）能够识别各组成部件。

实验原理

1. CT系统的主要组成部分及功能　CT系统主要由扫描机架、扫描床、计算机系统、控制台、电源分配柜等构成。

（1）扫描机架：主要用来完成特定扫描方式的扫描，以获得被检者扫描层面的原始数据，供计算机系统进行图像处理。另外，机架还具有倾斜功能，可根据需要进行倾斜扫描。

（2）CT扫描床：在设计上一般满足2个要求。一是床面要能够升降，目的是方便被检者上/下扫描床；二是扫描床具有高精度的水平定位和水平运动功能。

（3）计算机：为整个CT系统的核心功能部件。根据所承担的信息处理任务不同，CT的计算机系统一般包含系统控制计算机（image control system，ICS）和图像重建计算机（IRS）。另外，还包括图像显示系统和计算机软件。

（4）控制台：主要由工作台、扫描控制器、鼠标及键盘等部分构成。

2. CT扫描机架内部结构及各组成部件的功能　CT扫描机架包括X线管、高压发生器、滤过器、准直器、探测器、数据采集系统。另外，在CT扫描机架内部还有为X线管和探测器360°旋转提供动力的机械部件和散热系统。

（1）X线管：是CT的信号源，发射出X线束，穿透人体并携带人体内部结构信息，被检测器阵列所接收，形成CT图像。

（2）高压发生器：一方面提供X线管所需的高压，另一方面供给X线管灯丝加热电流。

（3）滤过器：吸收低能量X线，优化射线的能谱，减少被检者的软X线剂量，并且使通过滤过后的X线束变成能量分布均匀的硬射线束，减少因X线的能量差异而造成的衰减误差。

（4）准直器：前准直器可决定CT扫描的厚度范围，后准直器可消除被检者在照射野外对CT成像有不良影响的散射线。

（5）探测器：是一种将X线量转换为可供记录的电信号的装置，由很多小探测器组成阵列。通过测量它接收到的X线量，然后产生与X线量成正比的电信号。

（6）数据采集系统：用于收集探测器转换得到的电信号，并进行处理和储存。

3. 滑环的结构和功能　滑环技术解决了机架旋转部分与静止部分的馈电和信号传递方式，解决了机架难以连续扫描的问题。滑环是用一个多圈滑环和一个碳刷架代替电缆，当电刷沿滑环滑动时，电源经滑环与碳刷而向 X 线球管供电。由于 X 线发生器与探测器都安装在一个滑环上，使滑环可单方向连续旋转。

滑环主要由以下几部分组成：①传导设备操作与控制信号的信号环；②供应 X 线球管与变压器电源的电源环；③向探测器输入输出数据的数据环。

实 验 器 材 ▶▶

（1）GE CT synergy 1 台。

（2）西门子双排 CT 1 台。

实 验 步 骤 ▶▶

（1）参观 GE CT 机房，了解 CT 的组成结构及功能。

（2）打开 GE CT 机架前后盖，认识各个部件的名称（图 1-3）。

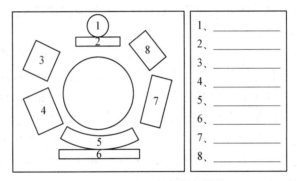

图 1-3　GE CT 机架内部结构

（3）打开西门子 CT 机架前后盖，认识各个部件的名称（图 1-4）。

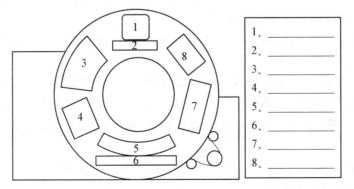

图 1-4　西门子 CT 机架内部结构

（4）讲解机架内部各组成部件的功能。

（5）认识西门子CT滑环结构及其功能。

实验讨论 ▶▶▶

（1）CT结构主要包括哪几个部分？

（2）简述UPS的功能。

（3）数据采集过程所需的部件有哪些？简述各部件的功能。

（4）简述滑环的结构组成及其作用。

（李 伟 黄清明 廉世俊）

实验三　CT 系统软件安装

实验目的 ❯❯❯

（1）学会 CT 系统模拟软件的安装。

（2）学会系统数据和配置参数的备份和恢复方法。

（3）通过对 CT 系统模拟软件的安装，加深对 CT 软件的功能、运行方式和特点的认识。

（4）了解所需备份的数据和配置参数的含义及其作用。

实验原理 ❯❯❯

1. CT 软件的组成　CT 系统由硬件和软件两大部分组成。CT 扫描机只有同时利用硬件和软件才能正常运行。CT 软件最重要的功能是将探测器采集到的投影信息进行图像重建以及后处理。

（1）系统软件：是指各类 CT 扫描机均需具有的扫描功能、诊断功能、显示和记录功能、图像处理功能及故障诊断功能等软件。

（2）应用软件：又称功能软件，包括三维图像重建软件、定量骨密度测定软件、动态扫描软件、快速连续扫描软件等。

2. CT 软件的安装　当控制计算机（ICS）或者重建计算机（IRS）发生故障需要更换时，此时需要对软件进行重新安装。注意在重新安装软件之前，需要对重要数据配置参数，以及对本地存档的患者数据进行备份，以免造成数据的丢失。当计算机出现硬盘损坏故障时，此时备份工作无法进行。因此，建议在机器安装完成并配置完参数后，立即对这些参数进行备份。

3. 需要备份及恢复的数据

（1）系统的证书（license）以及服务密钥（service key）。

（2）CT 系统的校准参数，主要包括球管、准直器、探测器、运动控制系统的校准参数，以及球管扫描的历史记录等。

（3）CT 系统的现场配置参数，包括现场的网络配置参数、用户的信息、用户组管理、DICOM 本地/远程节点参数、PACS 相关参数，以及厂商远程接入支援网络等。

（4）用户自定义配置和参数：如用户自定义的扫描/重建参数、用户自定义的扫描方案（scan protocol）、用户自定义的胶片打印模板，以及用户自定义的语音信息等。

（5）尚未完成存档的本地患者数据（如图像、原始数据、诊断报告等）。

实验器材 >>>

(1) ICS 控制计算机 1 台,包含电源线、数字视频线。

(2) 包含 CT 系统模拟软件的 SD 卡安装盘。

(3) SD 读卡器 1 个。

(4) 网线 1 根。

(5) 带有 Digital Port 视频接口的显示器 1 台。

(6) 具有足够可用存储空间的移动硬盘 1 个。

实验步骤 >>>

1. 系统软件界面讲解　略。

2. 数据备份及保存

(1) 打开 cmd,输入命令:ipconfig/all,获取系统当前网络端口配置的参数,全选并复制、粘贴到记事本中。

(2) 备份系统的证书(license)和服务密钥(service key)。

(3) 备份系统的球管扫描历史记录(tube history)。

(4) 进入软件的"管理员入口(Administrator Portal)"界面,找到"临床配置(Clinical Configuration)"选项,选择"配置的导入和导出(Configuration Export-Import)"选项。

(5) 根据要求选择要进行备份的项目,如"CT Workflow Examination(包含所有修改过的扫描方案)""Tuneup Data(系统的扫描校准参数)""DICOM(包含本地和远程 DICOM 节点的配置)"等。

(6) 由于本实验涉及系统的重装,因此可以选择"备份所有(Backup All)"选项,将所有的数据和配置参数进行备份,然后点击"Export"。系统会自动对系统的所有数据和配置参数进行备份,该过程会持续几分钟至十几分钟。

(7) 备份完成之后,在软件界面主页点击"Shutdown",关闭系统。

3. 软件的安装

(1) 将装有软件安装包的 SD 卡插入读卡器,并将读卡器插入模拟器机箱的 USB 3.0 接口,启动系统。在 BIOS 启动界面中,点击键盘上的 F11 键,进入启动盘选择界面。

(2) 选择从 USB 设备进行安装选项,系统便进入了软件安装的过程。

(3) 等待软件安装结束,在系统的"初始化配置(Initial Configuration)"界面中,根据装机前的备份内容输入主机名、域名、IP 地址、系统序列号等信息,并安装模拟器插件。

(4) 重启系统,并导入系统证书,然后再次重启。

(5) 模拟器系统软件安装完成,将备份的球管扫描记录拷贝入相应的文件夹。

(6) 利用服务密钥进入"管理员入口(Administrator Portal)"界面,在"临床配置(Clinical Configuration)"界面中,进入"配置的导入和导出(Configuration Export & Import)"选项,在"导入(Import)"界面中,选择需要恢复的数据和参数进行导入,软件安装完成。

实 验 讨 论 ▶▶

(1) CT 系统的扫描校准参数如果丢失或者错误备份,会导致什么后果?

(2) 简述 CT 软件安装的主要过程。

(朱家鹏 李 伟 姚旭峰)

实验四　CT 扫描床拆装与调试

实验目的 ▶▶

（1）熟悉 CT Synergy 扫描床的基本操作以及拆装过程。

（2）理解扫描床上下升降的基本原理以及床面板移动的基本原理。

（3）学会 CT Synergy 扫描床的调试。

实验原理 ▶▶

CT 扫描床具有垂直升降功能和水平移动功能。扫描床的垂直升降功能是为了方便患者上/下床；而水平移动功能是将患者的扫描部位精确送入扫描架中心。

1. **CT 扫描床垂直控制系统的结构和原理**　垂直运动一般由扫描床的运动控制器（table control board，TCB）进行控制。TCB 与垂直运动电机控制器，也称变频器（frequency converter，FC）连接。二者之间通过 CAN 总线进行通信。

为了实现对运动的控制，变频器应与垂直运动电机连接。当 TCB 向变频器发送垂直运动的请求后，变频器向垂直运动电机发送使能信号，同时垂直运动电机开始工作，扫描床开始进行升降。在电机工作的同时，垂直运动编码器（控制回路）会对床板实时升降的位置以及速度进行监测，并将实时信息反馈给运动控制器。当扫描床升（降）到预期位置时，垂直运动编码器会向 TCB 提供反馈，运动器会结束当前运动，运动电机会被刹车锁止，CT 主控制板会收到此次运动完成的信号；如果垂直运动编码器监测到位置超出预期位置，或者运行速度异常后，也会向 TCB 反馈此次错误，并通过刹车锁止运动电机，TCB 会立即终止此次运动，并向 CT 主控制板报告。零位开关用于垂直方向找零（homing）的控制。为满足单一故障原则，往往会增设一套独立的反馈回路（保护回路）用于运动的监测（图 1-5）。

2. **CT 扫描床水平控制系统的结构和原理**　与垂直控制系统类似，水平运动也由扫描床的 TCB 控制，TCB 与水平运动电机控制器（FC）连接。二者之间通过 CAN 进行通信。

为了实现对运动的控制，变频器应与水平运动电机连接。当 TCB 向变频器发送水平运动的请求后，变频器向水平运动电机发送使能信号，同时水平运动电机开始工作。在电机工作的同时，水平运动编码器（控制回路）会对床板实时运动的位置以及速度进行监测，并将实时信息反馈给 TCB。当床板运行到预期水平位置时，水平运动编码器会向 TCB 提供反馈，运动器会结束当前运动，并向 CT 主控制板报告此次运动完成；如果水平运动编码器监测到位置超出预期位置，或者运行速度异常后，也会向 TCB 反馈此次错误，TCB 会立即

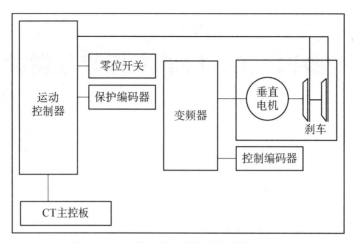

图 1-5　扫描床垂直控制系统结构示意图

终止此次运动,并向 CT 主控制板报告。零位开关用于水平方向找零的控制。由于水平方向运动对速度的精准度要求更高,因此水平方向运动电机还配有用于精确速度控制的旋转变压器(motor resolver)以提供速度环控制。为了满足单一故障原则,往往也会增设一套独立的反馈回路(保护回路)用于运动的监测(图 1-6)。

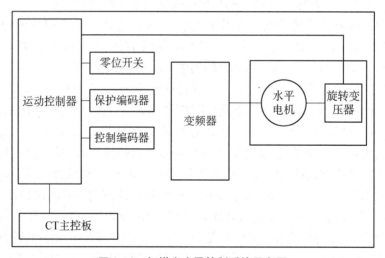

图 1-6　扫描床水平控制系统示意图

实验器材 ▶▶▶

(1) 虚拟仿真学习软件 1 套。

(2) 电脑 1 台。

实验步骤 >>>

模块一:CT 扫描床拆装的虚拟仿真学习和操作

(1) 了解扫描床的功能。

(2) 扫描机架操作按钮的功能介绍以及操作模拟训练。

(3) CT 扫描床的拆卸步骤

1) 卸下头托。

2) 拆卸床面板。

3) 拆卸床体左右盖板。

4) 拆卸床上 3 块遮挡板。

5) 拆卸 4 个脚闸踏板和床脚下 2 块塑料盖板。

6) 拆卸床脚下 1 块金属盖板。

7) 拆卸床脚下电气连接盖板。

8) 卸下电气连接线。

9) 拆下与机架相连的螺丝,与机架分离。

10) 卸下床体的定位螺丝。

(4) 扫描床拆卸操作模拟。

(5) 扫描床安装步骤讲解和模拟。

(6) 扫描床升降工作原理讲解。

(7) 扫描床水平移动定位原理讲解。

模块二:CT 扫描床调试的虚拟仿真学习和操作

1. 机械限位检查

(1) 准备

1) 关闭机架后下方位置的"Control"开关和"Table/Tilt"开关。

2) 移除机架左侧盖板。

3) 移除床体底座盖板。

4) 合上"Control"开关和"Table/Tilt"开关。

(2) 在 TGP 板上,将床控位开关(在板子的 3S 位置)T3 置于"ON"位置(置于上位)。将床和机架的互锁功能取消。

(3) 按机架按钮面板上的"Home"键,使机架倾斜角度为 0°,床体降至最低位,床面板从机架移出到最外面位置。

2. 最低高度检查

(1) 确认床体的高度为 277±5 mm。

(2) 按住"UP"键,直到床体停止在最低位。

(3) 确认床体高度近似 736 mm。

3. 最高高度检查

(1) 再一次按住"UP"键直到床体停止在最高位。

(2) 确认床体高度 898±5 mm。

（3）设置位于 TGP 板上床控位开关 T3 置于"OFF"位置（置于下位），使床和机架的互锁功能有效。

注意 不要忘记将床控位开关 T3 置于"OFF"位置，以免床体和机架因互锁功能取消发生碰撞。

4. **触碰开关检查** 以下步骤适用于型号为 P9225AB 和 P9225AE 的床体。为患者的安全考虑，床体上安装了 4 个触碰开关。

（1）将床体升到最高高度。

（2）降低高度。在床体降低的过程中，触碰其中一个触碰开关，确认床体立即停止下降。

（3）确认按了"Down"键后，床体也不能下降。

（4）确认按了"UP"键后，床体的操作恢复正常。

（5）检查其他几个触碰开关是否能像以上步骤正常工作。

5. **床体高度调整** 对于床体的最低高度设置在 350 mm 的系统，请参考以下步骤。

（1）准备

1）移除机架左面盖板。

2）将机架的倾斜角度调到 0°。

3）将床面板移出到出极限位。

（2）进入 TGP 离线功能♯001（床高度显示模式）

1）在 TGP 板上，设定床控位开关（位于板子的 3S 处）T6 为"ON"状态。

2）按 TGP 板上的"RESET"按钮。

3）在机架显示面板显示一个测试数"000"后按一次测试开关，此时机架显示面板上显示的数目从"000"变成了"001"（001：床体高度显示模式）。

4）确认机架显示面板显示以下内容：倾斜角度 001；位置 0520（床体高度，显示的数值 0520 只是一个例子）。高度显示：0.5 mm/数字量。例如：显示 0000，高度为 345 mm；显示 1210，高度为 950 mm。

5）床体高度为 H，如果由于床底中心框架而无法测量，则测量高度 HB，再加上 64 mm，即可得到 H 的值（即 H＝HB＋64 mm）。

（3）调整床体高度最低位置（约为 350 mm）

1）降低床体的高度在 347～355 mm 之间。如果由于床与机架的互锁功能，使床体高度不能降低到 347～355 mm 之间，请置床控位开关 T3 于"ON"位置使互锁功能无效，然后继续降低床体的高度。在这种情况下，要非常小心，不要让床体碰到任何东西（包括床体的机械限位开关）。

2）测量床体的高度。

3）调整 TGP 板上的电位器 H0，使机架显示面板显示的数值为（H－345）×2。

（4）调整床体高度最高位置（约为 950 mm）

1）升高床体的高度在 945～955 mm 之间。如果由于床与机架的互锁功能，使床体高度不能升高到 895～905 mm 之间，置床控位开关 T3 于"ON"位置使互锁功能无效，然后继续升高床体的高度。在这种情况下，注意不要让床体碰到任何东西（包括床体的机械限位开关）。

2）测量床体的高度 H。

3）调整 TGP 板上的电位器 HG，使机架显示面板显示的数值为(H-345)×2。

（5）再次确认表 1-3 的数值。

表 1-3 床体高度对应机架显示数值

床体高度(mm)	机架显示	床体高度(mm)	机架显示
347~355(测量高度 H)	(H-345)×2±1	940~955(测量高度 H)	(H-345)×2±1

如果机架显示值超出了指定范围，返回到第 3 步。

（6）调整床体纵向矫正功能：在床体上升和下降时，床面板在进或出方向会自动移动，以保持与机架间的相对距离。以下步骤就是检查/调整此功能。

1）将床面板移动到水平限位。

2）在床体高度 1 210~810 mm[等中心(isocenter, Iso)~(Iso-200 mm)]范围内，通过升高或降低床体近似为 100 mm 时，验证床面纵向矫正误差落在±1 mm 范围内[Iso 是指球管焦点中心到扫描视野(FOV)中心之间的距离]。如果不是，请做如下调整：①当床体升高的时候，如果床面板相对于机架移出的距离为 1 mm 或超过了矫正的数值(当床体下降时，床面板相对于机架方向移进的距离为 1 mm 或超过矫正的数值)，逆时针(counter clock wise, CCW)方向轻度旋转 VRHG 旋钮；如果床面板相对于机架移进的距离为 1 mm 或超过了矫正的数值(当床体下降时，床面板相对于机架方向移出的距离为 1 mm 或超过矫正的数值)，顺时针(clock wise, CW)方向轻度旋转 VRHG 旋钮。②升高或降低床体一定的高度(10 mm、20 mm，或其他值)，验证床面纵向矫正误差。

（7）在 TGP 板上设定床控位开关的 T3 和 T6 于"OFF"位置(置于下位)。

注意 不要忘记将床控位开关 T3 置于"OFF"位置，以免床体和机架发生碰撞危险。

6. 床面板相对位置调整

（1）准备

1）将机架的倾斜角度调整到 0°。

2）将床体升高到最大高度。

3）将床面板移出到出极限位。

（2）向机架方向移动床面板大约 200 mm。

（3）按"Zero"键，验证机架显示面板显示为 0。

（4）在床体上用标签标记上床面板的末端位置，定义此位置为参考点。

（5）通过按"In"+"Fast"键移动床面板 1 000 mm(显示值)。

（6）读显示器上的数值 A，测量床面板移动距离 B，验证：

$$\frac{|A-B|}{B} \times 100 \pm 0.5(\%)$$

（7）将床面板回移1 000 mm，并做同样的检查。

7. 床面板绝对位置调整

（1）准备

1）移除机架左面盖板。

2）将机架的倾斜角度调为0。

3）将床体高度调整到－150 mm以上（显示值）。

（2）5 mm处调整准备

1）移动床面板到最外的机械限位。

2）移动床面板直到机架显示面板显示"0005"（mm）。

3）按"Zero"键。

（3）进入TGP离线功能♯000（床面板位置显示模式）

1）在TGP板上设定床控位开关T6为"ON"状态（上面位置）。

2）按TGP板上的"RESET"键。

3）确认机架显示面板显示以下内容：倾斜角度000；位置0011（床面板位置，显示的数值0011只是一个例子）。高度显示：0.5 mm/数字量。例如：显示0000，高度为机械出极限位；显示0100，高度为离出极限位50 mm。

（4）调整TGP板上的电位器P0，使得机架显示面板显示为"0010"。

（5）通过设定床控位开关T6为"OFF"状态（下面位置），退出TGP离线功能♯000。机架显示值即可返回普通状态。

（6）1 525 mm调整准备，将床面板超进的方向移动，直到机架显示"1 520"（mm）。

（7）进入TGP离线功能♯000模式，即重复第3步。

（8）调整TGP板上的电位器PG，使机架显示数值等于"3 050"（1 525 mm＝1 520＋0 005）。

（9）通过设定床控位开关T6为"OFF"状态（下面位置），退出TGP离线功能♯000。

实验讨论 ▶▶

（1）叙述CT扫描床的功能。

（2）说明"Home Position"键的功能。

（3）在按床升降按钮的时候，显示面板是如何显示的？

（4）叙述CT扫描床拆卸的步骤。

（5）说明床面上升和下降过程中液压油移动方向有什么不同？

（6）扫描床和机架互锁功能按钮是哪个？它的开关分别有什么效果？

（7）简述触碰开关的功能。

（李　伟　朱家鹏　黄清明　廉世俊）

实验五　CT球管和探测器拆装与调试

实验目的 ▶▶

（1）熟悉CT球管和探测器的功能。

（2）了解CT球管与探测器拆装的步骤。

（3）掌握CT球管等中心调节的原理和步骤。

实验原理 ▶▶

球管和探测器是CT系统最为核心的2个部件，其中CT球管具有一定的使用寿命，在CT系统使用过程中涉及CT球管的更换。另外，CT探测器对环境的温、湿度要求高，如果CT系统长期在不符合条件的环境中运行，可能导致探测器性能下降，在图像中产生各种伪影。在此情况下，需要更换探测器以获取高质量的CT图像。

1. 球管等中心调节　更换的新球管安装位置要求精度高，需要进行等中心调节，其目的是使球管焦点与视野中心和探测器的中心一致。CT在扫描时，球管产生X线，经过准直器的准直以及滤过之后，穿透待扫描的物体到达探测器，进而通过计算机的重建来成像。X线由球管阳极的一小块区域被电子碰撞后产生，这一区域称为焦点。从焦点发出的射线呈扇形或者锥形分布。其中经过等中心点的射线均到达探测器的一个固定的位置，即探测器中心处的探测单元，从而保证成像质量。由于安装误差以及机械误差，安装后的球管需要进行球管的等中心调节，又称焦点调节。焦点调节的方法有很多，有的需要通过机械方式进行调节，也有通过偏心扫描聚甲基丙烯酸甲酯(polymethyl methacrylate, PMMA)模体获得图像，并自动对球管的焦点位置进行校正的方法。

2. 球管和探测器的其他调节　除了上述球管的等中心调节外，在CT系统首次安装或者涉及部件更换后，还需要对球管、准直器以及探测器进行如下调试和校正。

（1）球管灯丝电流校正：用来确保输出的管电流达到要求。

（2）准直器调整：用来调节束线器开槽相对于探测器单元的位置以及平行度。

（3）探测器坏道检测：用来检测并补偿探测器单元中的坏通道。

（4）探测器的空气校正：用来补偿不同探测单元对信号相应的差异。

（5）探测器单元空间校正：用来补偿由于机械误差导致的实际探测器单元角度相对于理论值的差异。

（6）探测器通道校正：用来补偿探测器不同通道之间不同的线性响应。

实验器材 ▶▶▶

（1）虚拟仿真学习软件1套。

（2）电脑1台。

实验步骤 ▶▶▶

模块一：球管和探测器更换的虚拟仿真学习和操作

1. 机架外壳的拆卸　机架外壳拆卸前要将扫描床降到最低位，并将机架后面的电源全部关掉，使扫描床全部断电。

注意　机架左侧有连接线，拆除盖板前需要先将连接线拔出。

2. 旧球管的拆卸步骤

（1）设置机架在初始位置，倾角为0°。

（2）降低床位至最低位置。

（3）关掉"Rotate"开关。

（4）关掉"XG"开关。

（5）打开服务开关。

（6）手动旋转机架到钟面3点钟位置。

（7）插入方位插条。

（8）关掉服务开关及维修开关。

（9）移除高压电缆的扎紧带，注意移除时不要移除最基本的扎紧带环。

（10）移掉高压电缆头

1）使用高压扳手松开高压电缆螺帽。

2）拔出1个高压电缆头。

3）将高压电缆头的3个插头接地放电。

4）擦掉高压电缆头的残油，避免掉到地面。

5）吉姆擦放入容器，避免渗出。

6）重复以上步骤来换第2根。

（11）松开电缆槽棕色电缆连接线插头。

（12）松开黄色电缆。

（13）松开等中心调节螺丝。

（14）插入悬吊到手臂。

（15）保证球管挂钩、悬吊到手臂的链条绷紧。

（16）小心移除4个固定螺丝。

（17）通过吊机缓慢移动球管并轻放到地面上。

（18）移除坏球管。

（19）拿掉坏球管上的固定片和4个固定螺丝。

3. 新球管的安装步骤

（1）用吊机吊起带有包装盒的新球管

1）移动球管到机架右侧。

2）在机架右边装好吊机。

3）确保球管挂钩挂紧并拉紧链条。

注意　新球管有新的固定条，所以不需要重新安装。

（2）将球管上固定片装上，使用4个固定螺丝固定。

（3）吊起球管到位置A。

（4）将球管移动到机架中心，控制好球管位置。

（5）用吊机控制球管高度，用手拧紧2个固定螺丝到球管固定片。

（6）微调球管到中心位置，用扭矩扳手来拧紧2个固定螺丝。

（7）对齐球管下固定条和机架孔，安装2个固定螺丝。

（8）插入M6螺丝用于等中心调节。

注意　在4个固定螺丝拧紧的情况下，不要用扭矩扳手完全拧紧M6螺丝，以免等中心（isocenter，ISO）调节支架损坏。等球管转到0位，可松开球管固定螺丝，通过M6螺丝调节等中心位置。

（9）将黄色电缆连接好，并用一个线扎将其与OIL电缆绑定。

（10）将棕色电缆连接好，并放入电缆槽。

（11）插入高压电缆如下：用硅油润滑整个电缆头，插入一个高压电缆头，重复以上步骤来换另一根电缆。

（12）布线如下：将高压电缆连接到黑色的OIL电缆，通过8个线扎环扎紧。

（13）释放位置固定插条。

（14）打开"Rotate"开关。

（15）打开"XG"开关。

4. 球管ISO调节步骤

（1）准备：将CT系统开机。

（2）空气扫描：进入CT系统界面，点击"Service"，点击"Service Adjustments"，点击"ISO Center Adjustment"，点击"Confirm"。在控制盒上按下扫描按钮。

（3）坐针扫描：使用直径约6 mm的钢针放在体膜支持架上，移动钢针到扫描位置。点击"Confirm"。在控制盒上按下扫描按钮。

（4）在显示器左侧会出现当前ISO信息，检查ISO中心点位置数据。如果在误差范围内，可直接进行后续步骤；如果没有则进行下面步骤。

（5）向左或向右移动球管

1）将球管位置转到0位。

2）松开4个固定螺栓。

3）找到切线位置调节螺母，松开待移动球管方向上正对的螺母。旋转M6调节螺母，转一圈相当于球管移动1 mm位置，根据屏幕上显示的数据来移动距离。

4）拧紧松开的螺母。

5）拧紧4个固定螺栓。

6）重复以上 3～4 步骤，直到屏幕上出现"ISO channel WITHIN TOLERANCE"。

5. 旧探测器拆卸步骤

（1）检查床降到最低位。

（2）合上机架右侧的安全开关。

（3）设置机架位 0°，按下 TGP 板上的"Reset"键。等待机架旋转到初始位置。将 TGP 板上的维修开关设置到关位置。

（4）关掉"Rotate""XG"和"Slip Ring 115V"开关。

（5）移除 TEMP CONT ASSY 上的 4 个螺丝。

（6）移除 TEMP CONT ASSY 上的白色针状连接线。

（7）移除 BNC 电缆从 DET POWER 电源。

（8）移除 DAS 板前罩如下：从面板上拿掉 3 个螺丝和垫圈，移除 2 个尼龙螺母和垫圈，最后拿掉 DAS 前盖板。

（9）移除盖板下的 8 个连接电缆：移除 8 个电缆的连接装置，移除 8 对尼龙扣。

（10）移除 4 个尼龙螺母和垫圈，移除探测器。

6. 新探测器安装步骤

（1）换上新探测器。

（2）反顺序进行拆卸步骤的（5）～（10）步骤。

（3）调节 TEMP CONT 电阻。

（4）打开"Rotate""XG"和"Slip Ring 115V"开关。

注意 新探测器要预热 2 小时以上才可以做校准。

实验讨论 ▶▶▶

（1）简述球管拆装的步骤。

（2）球管等中心调节的目的是什么？

（李 伟 朱家鹏 黄清明 程敬海 姚旭峰）

实验六　CT临床操作基础

实验目的

(1) 掌握CT开、关机操作。

(2) 学会对患者的体位摆放与激光定位灯的使用。

(3) 熟悉CT操作界面与了解CT扫描的操作流程。

实验原理

1. **球管预热**　预热可延长球管寿命及提高图像质量,每开机前或停机1小时后必须进行预热工作。预热准备工作时,确保扫描室防护门关闭,检查床已经复位,机架中无扫描物体。

2. **CT的扫描方式**　扫描方式一般包括定位扫描、断层扫描、螺旋扫描。

(1) 定位扫描:分正位扫描和侧位扫描。一般头颅、脊柱及椎间盘病变定位选择侧位像,而胸部、腹部、盆腔选择正位像,四肢根据扫描部位不同选择正位或者侧位像。定位扫描时,X线球管和探测器保持垂直或水平位置,移动扫描床,经计算机处理即可得到正位或侧位平面像。

(2) 断层扫描:是最基本的CT扫描方式,又称为轴位扫描、步进式扫描。扫描检查时扫描床不动,X线球管和探测器围绕人体旋转一圈采集数据,移床后重复上述过程完成下一个层面的扫描。扫描的特点是一次采集并重建一幅图像,经过上述过程的多次重复方能完成一个部位的检查。多层CT断层扫描与单层CT的不同是每一次扫描可以同时进行若干个图像的数据采集,从而同时获得若干层的图像。

(3) 螺旋扫描:是在滑环技术应用基础上发展起来的扫描方式。扫描过程中X线球管和探测器围绕人体旋转曝光的同时扫描床在水平方向匀速运动,探测器同时采集数据。由于扫描轨迹为螺旋线,故称螺旋扫描。

实验器材

(1) 电脑1台。

(2) 虚拟仿真软件1套。

(3) 西门子CT机1台。

实 验 步 骤 ▶▶▶

模块一:CT 基本操作的虚拟仿真学习(本虚拟软件基于 GE CT Synergy)

1. 操作界面和工具按钮介绍 略。

2. CT 系统开机步骤

(1) 程序启动,监视器显示 UNIX 指令,其间会询问日期是否正确,若不需修改,回答"Y"。

(2) 程序运行直到控制台监示器界面显示 LOGIN;输入 User Name:ctmini,回车;
Password:xm1k=5,回车。

(3) 程序继续运行,直到屏幕中显示系统启动绿色图标。用鼠标按下绿色系统启动图标,程序引导进入 CT 操作界面,完成开机过程。

3. CT 系统关机步骤

(1) 在主屏窗口上,点击"Utilities",再点击"System Shutdown"。

(2) 在启动窗口上,点击"System Powerdown",等候直到出现信息"Halted, you may now cycle power"。

(3) 按下绿色键关闭对病床和机架的供电。

4. 球管预热

(1) 在主屏菜单上,点击"Tube Warm-up"则出现一个预热窗口,继续则按"Confirm",在扫描控制盒上按下"Start"键。

(2) 当曝光 10 次后,预热停止,机架停止转动,显示出"通过"或"失败"。

(3) 若按"Cancel"则回到主菜单。

5. 登记新患者 此时若要诊断检查患者,可按视屏左边的"NEW Patient"键,在患者窗口输入检查号、索引、姓名、生日、性别、年龄等内容。其中索引号是必须要输入的。注意患者登录完成后,系统会显示一张解剖区域图供诊断选择。一旦选好了扫描区域,屏幕就会显示患者定位信息。

注意 正确输入患者位置信息。

6. 设置扫描方式和参数

(1) 可以选择平片(scout)、断层(axial)、多层(mutiscan)方式。

(2) 在各种扫描方式选择好后监视器就会显示扫描的优化参数设置表,也可以根据需要,自己设定参数(注意需设置的扫描参数的种类)。

(3) 参数确认(按"Confirm"键)后,扫描控制盒中的"扫描移位按钮(Advance to Scan)"灯就会亮起,按住此键,床就移动到需扫描的位置,此时扫描移位按钮灯灭而"扫描启动(Start Scan)"灯亮,可以进行 CT 扫描。

模块二:CT 基本操作训练(本操作基于西门子 CT Smile)

1. CT 的开关机

(1) 开机:合上 CT 操作室墙上的电源开关,电源分配器单元指示绿灯亮,表示有外部电源输入。按下 UPS 上的"1"按钮,等待 CT 系统启动。

（2）关机：在机械停扫 10～20 分钟后，菜单栏选择"System"，点击"End"键，选择"System Shutdown"，等待系统关机。系统完全关闭后，按下 UPS 上的"0"按钮。关闭 CT 操作室墙上的电源开关，电源分配器单元指示红灯亮，表示无外部电源输入。

2. Checkup　系统启动后会自动跳出"Checkup"界面，需要预热则点击确定，不需要预热可以点击取消。点击确定后，预热开始，等曝光按钮亮，按下曝光按钮进入预热等流程。大约几分钟后，准备检查完毕。

3. 登记患者（图 1-7）

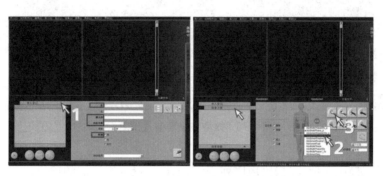

图 1-7　登记患者操作演示

（1）输入患者信息：点击患者登记选项，填写所有的强制输入项。注意：在急诊情况下，可以点击急诊图标。全部强制输入项会被自动加载虚拟值，这些数据之后必须进行校正。

（2）选择扫描方案：点击检查方案项，在所需身体区域或其中一种预定义种类上移动鼠标。在弹出的列表中，选择所需的扫描项。

（3）检查患者位置：确保按下以下按钮，如头先进-仰卧位。

4. 定位像扫描（图 1-8）

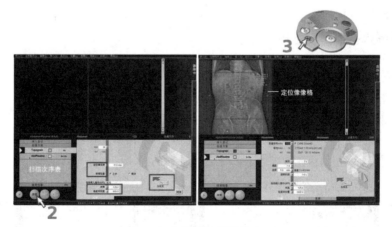

图 1-8　定位像扫描操作演示

（1）检查定位像参数：点击定位像项。检查定位像参数，如定位像长度、球管位置、床位、扫描方向等。如有需要可以改变相关参数。

（2）装载定位像参数：定位像参数确定后，点击装载键。

（3）采集定位像：在控制盒上按下启动键。注意：一旦预期扫描区域被覆盖，可以手动停止定位像扫描（扫描次序表中的暂停键或者控制盒上的暂停键）。

5．螺旋扫描准备（图 1-9）

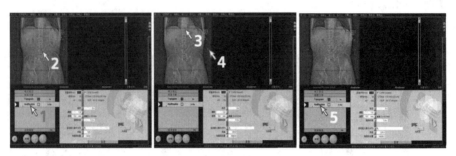

图 1-9　螺旋扫描准备操作演示

（1）选择扫描次序项：在扫描次序列表中，选择扫描方案所需的项目。

（2）移动扫描范围：后续的扫描范围显示在定位像中。彩色框编码对应的含义：深红色为所选的范围；黄色为无效范围；白色为非所选范围。通过鼠标拖动可以移动扫描范围。

（3）改变范围长度：选择该范围的上下限，拖动鼠标可以改变扫描区域的范围长度。

（4）更改扫描视野：选择该范围的左右宽度，拖动鼠标可以改变扫描视野。

（5）检查扫描参数：在扫描次序表中，选择扫描方案所需的项，在扫描子任务中检查螺旋扫描参数并更正。

6．打开 API（automatic patient instruction）

（1）选择扫描次序项。

（2）选择 API：在扫描子任务卡中找到 API 项，从列表中选择所需的患者指令。

7．执行螺旋扫描（图 1-10）

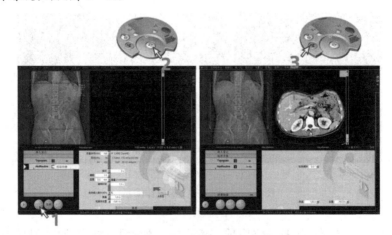

图 1-10　执行螺旋扫描操作演示

（1）装载螺旋扫描：扫描参数确认后，点击装载键。

（2）移动扫描床：在控制盒上，按下移动键，直到扫描床运动停止。

（3）启动螺旋扫描：在控制盒上按下启动键。

8. 图像重建

（1）选择扫描次序项：每个扫描次序项至少可以预定义一个重建作业。第一个定义的重建作业已自动执行。为了启动新的重建作业，选择需要重建的扫描次序项。

（2）创建重建作业：选择重建子任务卡。点击其他重建作业单选按钮。重建目标显示在定位像格中。检查参数并更改所需的参数。

（3）更改扫描视野：在断层像中，通过上下拖拽鼠标迅速缩放图像。如必要，可以在断层像中更改视野。

（4）启动重建：点击重建后，在断层像格中，所有计算的图像逐一显示。

9. 结束检查

（1）点击结束检查项：点击后，检查信息和电子日志表的窗口将显示。

（2）修改电子日志表：在电子日志表中修改所需字段，确定后点击确认按钮。

10. 浏览图像

（1）显示图像：点击影像卡。在主菜单中选择患者＞浏览器，打开患者浏览器。选择需要查看的图像，双击加载。

（2）选择图像：通过点击滚动箭头浏览图像。点击图像可以选中单幅图像，按下键盘上"Ctrl"键并点击图像可以选择多幅图像。

（3）缩放移动图像（图1-11）：点击缩放/移动按钮，将鼠标光标放置于紧挨图像边缘区域，鼠标形状改变。按住鼠标左键，向上移动鼠标放大图像，向下移动鼠标缩小图像。

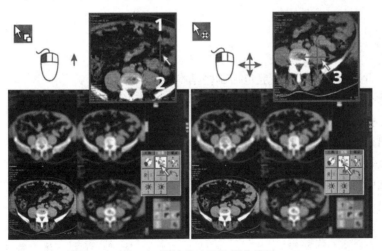

图1-11 缩放移动图像操作演示

点击缩放/移动按钮，将鼠标光标放置于图像中心位置，鼠标形状改变。按住鼠标左键，向各个方向移动拖动图像。

（4）图像定窗值[图1-12(a)]：窗值会在图像中显示，W（窗宽）代表对比度；C（窗位）代表亮度。按住鼠标中键，左右移动鼠标可以改变图像对比度；上下移动鼠标可以改变图像亮度。

（5）评估灰度值[图1-12(b)]：点击"感兴趣区（region of interest，ROI）"按钮，有3种形状按钮可选，如圆形、方形、无规则形。按住鼠标左键在图像上绘制ROI，一旦ROI达到预期大小，释放鼠标左键，灰度值评估结果显示在图像上。注意：要更改结果类型，可调用弹出菜单中的属性；删除ROI可以用键盘上的"Del"键。

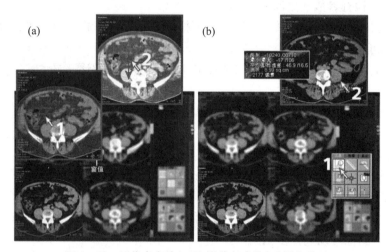

图1-12　图像定窗值(a)和评估灰度值(b)操作演示

（6）保存图像：点击想要保存的图像，在菜单栏选择患者＞另存为，在文本中输入命名，点击确定。

实验讨论 ▶▶▶

（1）对患者进行CT扫描一般包括哪些基本步骤？

（2）为什么需要进行球管预热？预热时需要注意什么？

（3）螺旋扫描时，CT球管和扫描床的运动方式有何特点？

（4）说出定位像扫描可选长度范围。

（5）什么是窗宽和窗位？窗宽、窗位变化对图像有什么影响？

（6）三维图像处理卡中，左上角、右上角和左下角分别显示的是哪个断面？

（7）说出激光定位灯的作用。

（李　伟　黄清明　廉世俊）

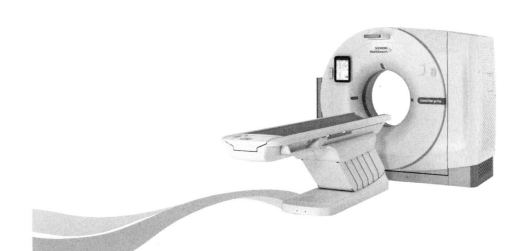

第二章

CT 临床操作实验

实验一　CT检查技术模拟操作基础

实验目的 »»»

(1) 利用CT仿真模拟操作训练系统,了解CT工作站的操作流程。

(2) 掌握CT工作站的基本操作方法。

实验器材 »»»

(1) 螺旋CT或非螺旋CT机1台。

(2) 体模1个。

(3) 虚拟软件1套。

实验原理 »»»

利用CT设备与虚拟软件平台,采用真实与虚拟结合,对体模进行一定厚度的层面扫描。CT成像时由探测器接收透过该层面的X线,转变为可见光后,由光电转换器转变为电信号,再经模拟/数字转换器转为数字信号,输入计算机处理,后经数字/模拟转换器把数字矩阵中的每个数字转为像素并按矩阵排列,即构成体模CT的断层图像。

实验步骤 »»»

(1) 完成人体模型的摆位及扫描起始定位后,点击CT仿真模拟操作训练系统图标,打开仿真软件,进入软件登录界面进行登录。

(2) 点击"Patient Information",进入患者信息登录界面,记录患者信息;其中Patient ID, Patient Name, Sex, Age, Exam Description为必填信息。填完整上述信息后,选择具体扫描部位,进入图像扫描参数设置界面。

(3) 进入图像扫描参数设置界面后,首先点击左上方的CT扫描图片,选择患者当时体位;定位结束后,设置扫描参数,确定扫描范围。

(4) 扫描图像:通过界面按钮操作练习普通扫描、薄层扫描、重叠扫描、靶扫描、高分辨率扫描、图像堆积扫描、定量容积扫描等,观察图像,做好记录。

实验讨论 »»»

(1) 根据CT工作站的具体操作流程,选择人体3个主要成像部位进行图像扫描操作,并存储图像。

（2）考虑所扫描的图像特征，在仿真工作站中选择合适的按钮进行图像的后处理操作，并分析最大密度投影（maximum intensity projection，MIP）和表面遮盖显示（surface shaded display，SSD）的优缺点。

（沈秀明　桑玉亭）

实验二 颅脑 CT 扫描技术

实验目的 ▶▶▶

（1）熟悉颅脑 CT 扫描前的准备工作，掌握扫描常用体位、扫描基线、扫描序列、照片排版与打印的基本知识。

（2）学会颅脑 CT 扫描常用的操作技术。

实验器材 ▶▶▶

（1）螺旋 CT 或非螺旋 CT 机 1 台。

（2）热敏打印机或激光打印机 1 台。

（3）激光打印用胶片若干。

实验原理 ▶▶▶

利用 CT 设备，对颅脑部位进行一定厚度的层面扫描，由探测器接收信号，输入计算机处理，重建成颅脑 CT 的断层图像。利用窗口技术显示颅骨、丘脑、尾状核、豆状核、内囊、脑室、脑池、脑裂、脑沟和非病理性钙化等解剖结构。

实验步骤 ▶▶▶

1. 复习总结　在复习颅脑 CT 扫描检查理论的基础上，对颅脑 CT 检查的操作流程进行认真归纳、总结。在带教老师指导和实训小组长协助下，学生穿戴工作服进行实训。

2. 案例引入　女性患者，71 岁，头晕、头痛伴肢体麻木 1 周。门诊医师初步诊断为脑卒中（中风），送影像科检查。作为影像科技师应如何进行 CT 扫描？

3. CT 检查前的准备　确认机房的温度、相对湿度是否在正常范围内；保证电源电压、频率稳定；每日 CT 开机后需空气校正及预热球管。

4. 颅脑 CT 扫描基本操作步骤

（1）录入被检者的基本信息，如姓名、性别、年龄、ID 号，选择 CT 扫描序列等。

（2）去除头上饰物、发卡和耳环等。

（3）摆放颅脑扫描体位：患者仰卧于扫描床上，头枕于头托上，下颌内收，听眉线（entrecejomeatalline，EML）尽量与床面垂直，两外耳道与床面等距，上肢置于躯干两侧，确保被检者头部固定。

（4）定扫描基线：扫描基线分为听眶线（reid's base line，RBL）、听眦线（orbitomeatal

line，OML)、EML。使用 EML 扫描基线时,它通过前、中、后颅窝最低点,第四脑室和基底节区显示清晰。以被检者摄影学体位为准,矢状定位线与人体正中轴重合,水平定位线平行瞳间线,冠状定位线平外耳孔前方。

(5)进入颅脑 CT 检查部位界面:头先进,根据扫描目的不同选择扫描序列,对外伤可疑性骨折患者要使用的螺旋扫描序列,首先扫描定位像,确定扫描范围(scan field of view, SFOV),颅脑软组织包括在 SFOV 内,螺扫的层厚和层间距一般为 3~5 mm,螺距≤1;对无外伤的颅脑检查选用步进式 CT 扫描序列,层厚和层间距一般为 5~10 mm。确定扫描界面各种信息无误后,进行断层扫描,从颅底扫描至颅顶结束。

(6)窗宽和窗位:软组织窗宽为 350~450 Hu,窗位为 35~50 Hu;骨窗窗宽为 1 500~2 500 Hu,窗位为 400~700 Hu。

(7)发现颅脑内有占位性病变需 CT 增强扫描。增强 CT 扫描多使用非离子型或离子型对比剂,剂量为 50~70 ml,使用高压注射器静脉团注,流率 2~3 ml/s,扫动脉期或静脉期。

(8)将需用的检查影像信息传输到 PACS。

(9)无外伤患者一般只打印脑窗图像;外伤患者除打印脑窗外,还要打印骨窗图像(图2-1)。

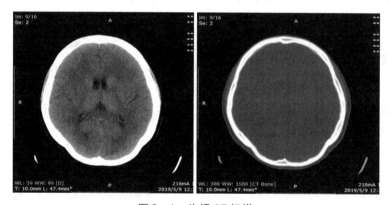

图 2-1 头颅 CT 扫描

实验讨论 ▶▶▶

(1)简述颅脑 CT 扫描操作基本步骤。

(2)颅脑 CT 扫描的常用基线是什么?

(3)什么基线扫描能够清楚显示颅前后窝?

(4)认识颅脑 CT 图像解剖。

(桑玉亭　沈秀明　彭文献　韩志刚)

实验三　颞部CT扫描技术

实 验 目 的 ▶▶

（1）熟悉颞部CT扫描前的准备工作,掌握扫描常用体位、扫描基线、扫描序列、照片排版与打印的基本知识。

（2）学会和掌握颞部CT扫描常用的操作技术。

实 验 器 材 ▶▶

（1）螺旋CT或非螺旋CT机1台。

（2）热敏打印机或激光打印机1台。

（3）激光打印用胶片若干。

实 验 原 理 ▶▶

利用CT设备,对颞部进行一定厚度的层面扫描,由探测器接收信号,输入计算机处理,重建成颞部CT的断层图像,以显示颞部结构。断面图像显示内耳道、面神经管迷路段、前庭、上鼓室、外半规管、乳突窦、后半规管、前庭导水管、乙状窦、耳蜗、面神经管鼓室段、锤骨、上鼓室、砧骨、乳突气房等。

实 验 步 骤 ▶▶

1. 复习总结　在复习颞部CT扫描理论教学的基础上,对颞部CT检查的操作流程进行认真归纳、总结。在带教老师指导和实训小组长协助下,学生穿戴工作服进行实训。

2. 案例引入　男性患者,51岁,自幼右耳间断性流脓数年,听力下降伴头痛。门诊医师初步诊断为右耳中耳炎,送影像科检查。作为影像科技师应如何进行CT扫描?

3. CT检查前的准备　确认机房的温度、相对湿度是否在正常范围内;保证电源电压、频率稳定;每日CT开机后需空气校正及预热球管。

4. 颞部CT扫描基本操作步骤

（1）录入患者的基本信息,如姓名、性别、年龄、ID号,选择颞部轴位CT扫描序列等。

（2）去除头上饰物、发卡和耳环等。

（3）摆放颞部扫描体位:患者仰卧于扫描床上,头枕于头托上,下颌稍内收,上肢置于躯干两侧。扫描基线一般使用RBL或EML。矢状定位线与人体正中轴重合,水平定位线位于外耳道下2 cm,冠状定位线位于外耳道。

（4）进入颞部 CT 扫描界面：头先进，一般采用轴位扫描，观察胆脂瘤颅底破坏时采用冠状扫描。这里主要介绍轴位扫描，选择颞部轴位扫描序列，扫定位像后确定 SFOV，使用靶扫描和高分辨率算法（high resolution CT，HRCT）。SFOV 包括两侧耳部上下 5 cm，从外岩锥上缘到耳道下缘，层间距、层厚为 0.5～1 mm，螺距≤1。

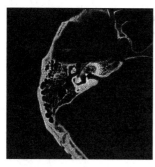

图 2-2　颞部 CT 扫描

（5）窗宽、窗位：骨窗窗宽为 3 000～4 000 Hu，窗位为 600～800 Hu。

（6）将需用的检查影像信息传输到 PACS。

（7）一般打印骨窗图像，必要时也打印软组织窗图像（图 2-2）。

实验讨论 ▶▶▶

（1）简述颞部 CT 扫描操作基本步骤。

（2）颞部 CT 扫描常使用什么体位？

（3）颞部 CT 扫描层厚为多少？颞部 CT 扫描使用什么重建算法？

（4）认识颞部 CT 图像解剖。

（桑玉亭　沈秀明　彭文献　程杰军）

实验四　眼及眶部CT扫描技术

实　验　目　的 ▶▶

(1) 熟悉眼及眶部CT扫描前的准备工作,掌握扫描常用体位、扫描基线、扫描序列、照片排版与打印的基本知识。

(2) 学会和掌握眼及眶部CT扫描常用的操作技术。

实　验　器　材 ▶▶

(1) 螺旋CT或非螺旋CT机1台。

(2) 热敏打印机或激光打印机1台。

(3) 激光打印用胶片若干。

实　验　原　理 ▶▶

利用CT设备,对眼及眶部位进行一定厚度的层面扫描,由探测器接收信号,输入计算机处理,重建成眼及眶部CT的断层图像,利用窗口技术显示眼球、晶状体、视神经、血管和上直肌、内直肌、下直肌、外直肌及眼眶壁的结构。

实　验　步　骤 ▶▶

1. 复习总结　在复习眼及眶部CT扫描检查理论的基础上,对眼及眶部CT检查的操作流程进行认真复习总结。在带教老师指导和实训小组长协助下,学生穿戴工作服进行实训。

2. 案例引入　男性患者,5岁,左眼球突出2个月,左眼失明。门诊医师初步诊断为占位性病变,有视网膜母细胞瘤的可能,送影像科检查。作为影像科技师应如何进行CT扫描?

3. CT检查前的准备　确认机房的温度、相对湿度是否在正常范围内;保证电源电压、频率稳定;每日CT开机后需空气校正及预热球管。

4. 眼及眶部CT扫描基本操作步骤

(1) 录入患者的基本信息,如姓名、性别、年龄、ID号,选择眼及眶部轴位CT扫描序列等。

(2) 去除头上饰物、发卡和耳环等。

(3) 摆放眼及眶部扫描体位:患者仰卧于扫描床上,头枕于头托上。下颌稍上仰,听眦线与床面垂直。扫描基线可用 RBL 或 EML,一般使用 RBL。由于 RBL 与视神经平行,所以使用该线扫描效果最好。矢状定位线与人体正中轴重合,水平定位线眼眶下 2 cm,冠状定位线位于外耳孔与眼外眦间。

(4) 进入眼及眶部 CT 扫描部位界面:头先进,一般采用轴位扫描,选择眼及眶部轴位扫描,扫描定位像后确定 SFOV(包括两侧眼外侧软组织),轴位扫描从眼眶上缘扫至眼眶下缘。层间距、层厚为 2~3 mm,螺距≤1。

(5) 窗宽、窗位:软组织窗宽为 350~450 Hu,窗位为 35~50 Hu;骨窗窗宽为 1 500~2 500 Hu,窗位为 400~700 Hu。

(6) 发现眼及眶部有占位性病变需增强扫描。增强扫描多使用非离子型对比剂,剂量为 50~70 ml,使用高压注射器静脉团注,流率 2~3 ml/s,扫动脉期和静脉期。

(7) 将需用的检查影像信息传输到 PACS。

(8) 一般打印软组织窗图像,必要时也打印骨窗图像(图 2-3)。

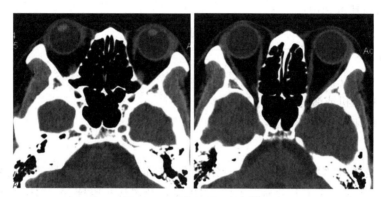

图 2-3 眼与眼眶 CT 扫描

实验讨论 ▶▶

(1) 简述眼及眶部 CT 扫描操作基本步骤。

(2) 眼及眶部 CT 扫描常使用什么体位?

(3) 眼及眶部 CT 扫描层厚为多少?

(4) 认识眼及眶部 CT 图像解剖。

(沈秀明 桑玉亭 彭文献 黄 干)

实验五　上颌部鼻旁窦CT扫描技术

实验目的 ▶▶

(1) 熟悉鼻旁窦CT扫描前的准备工作,掌握扫描常用体位、扫描基线、扫描序列、照片排版与打印的基本知识。

(2) 学会和掌握鼻旁窦CT扫描常用的操作技术。

实验器材 ▶▶

(1) 螺旋CT或非螺旋CT机1台。

(2) 热敏打印机或激光打印机1台。

(3) 激光打印用胶片若干。

实验原理 ▶▶

利用CT设备,对鼻旁窦部位进行一定厚度的层面扫描,由探测器接收信号,输入计算机处理,重建成鼻旁窦CT的断层图像,以显示正常的颅骨不规则骨内气腔、额窦、筛窦、蝶窦、上颌窦等结构。

实验步骤 ▶▶

1. 复习总结　在复习鼻旁窦CT扫描检查理论的基础上,对鼻旁窦CT检查的操作流程进行认真归纳、总结。在带教老师指导和实训小组长协助下,学生穿戴工作服进行实训。

2. 案例引入　男性患者,47岁,鼻塞、流涕数月,伴头痛。门诊医师初步诊断为鼻窦炎,送影像科检查。作为影像科技师应如何进行CT扫描?

3. CT检查前的准备　确认机房的温度、相对湿度是否在正常范围内;保证电源电压、频率稳定;每日CT开机后需空气校正及预热球管。

4. 鼻旁窦CT扫描基本操作步骤

(1) 录入患者的基本信息,如姓名、性别、年龄、ID号,选择鼻旁窦冠状位CT扫描序列等。

(2) 去除头上饰物、发卡、耳环和活动性义齿等。

(3) 摆放鼻旁窦扫描体位:鼻旁窦扫描多采用冠状位扫描,患者俯卧于扫描床上,下颌置于头托上,头上仰,RBL尽量与床面平行。矢状定位线与人体正中轴重合,水平定位线位于耳后,冠状定位线位于眼眶下缘。

（4）进入鼻旁窦 CT 扫描部位界面：头先进，一般采用冠状位扫描，选择鼻旁窦冠状位扫描序列，扫定位像后确定 SFOV（包括两侧眼外侧软组织），倾斜扫描架，使扫描基线与 RBL 垂直。扫描从鼻翼扫至蝶窦后壁。层间距、层厚为 2～3 mm，螺距≤1。

（5）窗宽、窗位：软组织窗宽为 350～450 Hu，窗位为 35～50 Hu；骨窗窗宽为 1 500～2 500 Hu，窗位为 400～700 Hu。有时也加轴位扫描，轴位扫描可检查鼻骨和鼻咽部。患者仰卧，使用 EML 作为扫描基线，从上牙槽骨扫至额窦结束。

（6）将需用的检查影像信息传输到 PACS。

（7）一般打印软组织和骨窗图像（图 2 - 4）。

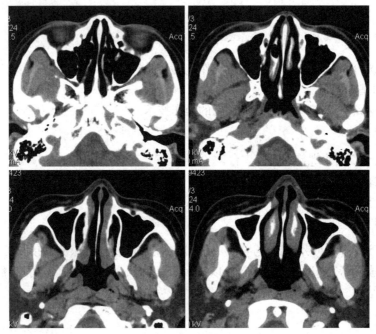

图 2 - 4　鼻旁窦 CT 扫描

实 验 讨 论 >>>

（1）简述鼻旁窦 CT 扫描操作基本步骤。

（2）鼻旁窦 CT 扫描常使用什么体位？

（3）鼻旁窦 CT 扫描层厚为多少？

（4）认识鼻旁窦 CT 图像解剖。

（桑玉亭　沈秀明　彭文献）

实验六 颈部甲状腺 CT 扫描技术

实验目的 ➤➤

(1) 熟悉甲状腺 CT 扫描前的准备工作,掌握扫描常用体位、扫描基线、扫描方法、照片排版与打印的基本知识。

(2) 学会和掌握甲状腺的 CT 扫描操作方法。

实验器材 ➤➤

(1) 螺旋 CT 或非螺旋 CT 机 1 台

(2) 热敏打印机或激光打印机 1 台。

(3) 激光打印用胶片若干。

实验原理 ➤➤

利用 CT 设备,对颈部进行一定厚度的层面扫描,由探测器接收信号,输入计算机处理。重建成颈部 CT 的断层图像。

通过各个层面可显示颈部结构,包括舌骨、颌下腺、会厌、会厌软骨、梨状窝、颈内、外动静脉、胸锁乳突肌、舌骨下带状肌、甲状软骨、环状软骨、甲状腺、颈部淋巴结等。

实验步骤 ➤➤

1. 复习总结 在复习甲状腺 CT 扫描检查理论的基础上,对甲状腺 CT 检查的操作流程进行认真归纳、总结。在带教老师指导和实训小组长协助下,学生穿戴工作服进行实训。

2. 案例引入 女性患者,40 岁,近期烦躁、易出汗,消瘦,血压 165/100 mmHg,颈部肿大,突眼。门诊医师初步诊断为桥本病,送影像科检查。作为影像科技师应如何进行 CT 扫描?

3. CT 检查前的准备 确认机房的温度、相对湿度是否在正常范围内;保证电源电压、频率稳定;每日 CT 开机后需空气校正及预热球管。

4. 颈部 CT 扫描基本操作步骤

(1) 录入被检者的基本信息,如姓名、性别、年龄、ID 号,选择甲状腺扫描序列等。

(2) 去除颈部饰物和衣领上难透 X 线的物品。

(3) 摆甲状腺扫描体位:患者仰卧于扫描床上,头枕于扫描床上,下颌上抬。矢状定位线与人体正中线重合,水平定位线平行颈静脉切迹,冠状定位线平颈前 1/3。

（4）进入甲状腺 CT 检查部位界面：头先进，根据扫描目的不同选择扫描序列和确定 SFOV（SFOV 把甲状腺软组织包括在内）。层厚、层间距一般为 3～5 mm，螺距≤1，必要时采用 2 mm 的层厚、层间距。确定扫描界面各种信息无误后，确定 SFOV 进行层扫，从舌骨下缘扫至主动脉弓结束。

（5）窗宽、窗位：软组织窗宽为 350～450 Hu，窗位为 35～50 Hu；骨窗窗宽为 1 500～2 500 Hu，窗位为 400～700 Hu。

（6）发现占位性病变需增强扫描。增强扫描多使用非离子型对比剂，剂量为 80～100 ml，使用高压注射器静脉团注，流率 2～3 ml/s，扫动脉期和静脉期。

（7）将需用的检查影像信息传输到 PACS。

（8）一般打印软组织窗，必要时打印骨窗图像（图 2-5）。

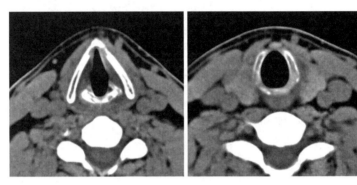

图 2-5　颈部 CT 扫描

实验讨论 ➤➤

（1）简述甲状腺 CT 扫描操作基本步骤。

（2）甲状腺 CT 扫描的常用基线是什么？

（3）甲状腺扫描的层厚和螺距是多少？

（4）认识甲状腺图像中的解剖名称。

（沈秀明　桑玉亭　彭文献　姚旭峰）

实验七　胸部CT扫描技术

实 验 目 的 ▶▶

（1）熟悉胸部CT扫描前的准备工作，掌握扫描常用体位、扫描基线、扫描方法、照片排版与打印的基本知识。

（2）学会和掌握胸部CT扫描常用的操作方法。

实 验 器 材 ▶▶

（1）螺旋CT或非螺旋CT机1台。

（2）热敏打印机或激光打印机1台。

（3）激光打印用胶片若干。

实 验 原 理 ▶▶

利用CT设备，对胸部进行一定厚度的层面扫描，由探测器接收信号，输入计算机处理，重建成胸部CT的断层图像。

通过窗口技术，各个层面可见前胸壁、后胸壁、肺野、肺门、肺纹理、气管及支气管分支、大血管、心脏、淋巴结等结构。前胸壁包括胸大肌与胸小肌，在女性可见乳房；后胸壁包括背阔肌、斜方肌、大小菱形肌、肩胛提肌以及肩胛骨周围的肩胛下肌、冈下肌。

实 验 步 骤 ▶▶

1. 复习总结　在复习胸部CT扫描检查理论的基础上，对胸部CT检查的操作流程进行认真归纳、总结，在带教老师指导和实训小组长协助下，学生穿戴工作服进行实训。

2. 案例引入　男性患者，43岁，有抽烟史20余年，近期消瘦，咳痰带血丝，胸闷。临床医师疑诊为肺占位性病变，送影像科检查。作为影像科技师应如何进行CT扫描？

3. CT检查前的准备　确认机房的温度、相对湿度是否在正常范围内；保证电源电压、频率稳定；每日CT开机后需空气校正及预热球管；扫描前要训练呼吸和屏气。

4. 胸部CT扫描基本操作步骤

（1）录入被检者的基本信息，如姓名、性别、年龄、ID号，选择CT扫描序列等。

（2）去除胸部饰物和金属物品。

（3）摆胸部扫描体位：患者仰卧于扫描床上，头枕于头托上，双上肢抱头。矢状定位线与人体正中线重合，水平定位线平颈静脉切迹，冠状定位线平腋中线。

（4）进入胸部 CT 检查部位界面：头先进，根据扫描目的不同选择扫描序列和确定 SFOV（胸部软组织包括在 SFOV 内），使用螺旋扫描序列。确定扫描界面各种信息无误后，选择扫描范围进行轴扫。屏气扫描，层厚、层间距一般为 3～10 mm，螺距≤1；发现小病灶进行 1～2 mm 薄层重建。

（5）窗宽、窗位：纵隔窗窗宽为 300～400 Hu，窗位为 30～40 Hu；肺窗窗宽为 1 700～2 000 Hu，窗位为−700～−900 Hu；骨窗窗宽为 1 000～1 400 Hu，窗位为 300～500 Hu。

（6）发现占位性病变需增强 CT 扫描。增强 CT 扫描多使用非离子对比剂，剂量为 80～100 ml，使用高压注射器静脉团注，流率约 3 ml/s，扫动脉期和静脉期，必要时扫描延迟增强扫描。

（7）肺间质性病变使用高分辨力 CT（HRCT）扫描序列扫描。屏气扫描，从肺尖扫至肺底的肋膈角处。

（8）将需用的检查影像信息传输到 PACS。

（9）打印肺窗和纵隔窗图像（图 2-6）。

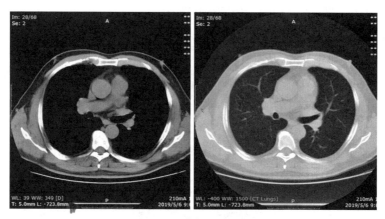

图 2-6　胸部扫描结果

实验讨论

（1）简述胸部 CT 扫描操作基本步骤。

（2）胸部 CT 扫描的 SFOV 包括胸部哪些范围？

（3）为什么胸部 CT 扫描要观察肺窗和纵隔窗？

（4）认识胸部图像中的解剖名称。

（5）为什么胸部 CT 增强扫描要扫动脉期和静脉期？

（6）肺间质性病变使用什么 CT 扫描序列？

（桑玉亭　沈秀明　彭文献）

实验八　上腹部CT扫描技术

实验目的 ▸▸▸

（1）熟悉腹部CT扫描前的准备工作，掌握扫描常用体位、扫描基线、扫描方法、照片排版与打印的基本知识。

（2）学会和掌握腹部CT扫描常用的操作方法。

实验器材 ▸▸▸

（1）螺旋CT或非螺旋CT机1台。

（2）热敏打印机或激光打印机1台。

（3）激光打印用胶片若干。

实验原理 ▸▸▸

利用CT设备，对上腹部进行一定厚度的层面扫描，由探测器接收信号，输入计算机处理，重建成上腹部CT的断层图像。

通过各个层面显示肝、胰、脾、肾实质。密度由高到低分别为肝、脾、胰、肾；增强后密度由高到低分别为血管、肾、肝、脾、胰等。

实验步骤 ▸▸▸

1. **复习总结**　在复习腹部CT扫描检查理论的基础上，对腹部CT检查的操作流程进行认真归纳、总结。在带教老师指导和实训小组长协助下，学生穿戴工作服进行实训。

2. **案例引入**　男性患者，40岁，乙型肝炎病毒携带者20余年，有嗜酒爱好，近期消瘦，肝区疼痛。临床医师疑诊为肝占位性病变，送影像科检查。作为影像科技师应如何进行CT扫描？

3. **CT检查前的准备**　确认机房的温度、相对湿度是否在正常范围内；保证电源电压、频率稳定；每日CT开机后需空气校正及预热球管；腹部CT扫描前要口服清水或1%的碘水300～500 ml充盈胃和十二指肠；扫描前训练呼吸和屏气。

4. **上腹部CT扫描基本操作步骤**

（1）录入被检者的基本信息，如姓名、性别、年龄、ID号，选择腹部CT扫描序列等。

（2）去除腹部金属物品。

（3）摆放腹部扫描体位：患者仰卧于扫描床上，头枕于头托上，上肢抱头。矢状定位线与人体正中线重合,水平定位线平第五前肋,冠状定位线平腋中线。

（4）进入腹部 CT 检查部位界面:头先进,根据扫描目的不同选择扫描序列和确定 SFOV(把腹部软组织包括在 SFOV 内)。选用螺旋 CT 扫描序列,层厚 3～8 mm;多层螺旋 CT 层厚≤5 mm;螺距≤1。确定扫描界面各种信息无误后,选择扫描范围进行层扫,上腹部 CT 扫描从肝顶扫至肝右叶下缘结束,主要观察肝、胆、胰、脾、上半部胃、肾上腺及上半部肾。中腹部 CT 扫描从肋骨下缘扫至髂棘,用于观察下半部的胃、肾、肾上腺及输尿管。

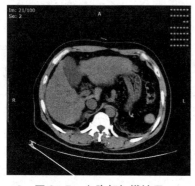

图 2-7　上腹部扫描结果

（5）窗宽、窗位:软组织窗宽为 250～300 Hu,窗位为 30～60 Hu;骨窗窗宽为 2 000～3 000 Hu,窗位为 200～400 Hu。

（6）发现占位性病变时需增强扫描。增强扫描多使用非离子对比剂,剂量为 80～100 ml,使用高压注射器静脉团注,流率 3 ml/s 左右,扫动脉期、静脉期和延迟期。

（7）将需用的检查影像信息传输到 PACS。

（8）打印腹部软组织窗图像(图 2-7)。

实验讨论 ▶▶▶

（1）简述腹部 CT 扫描操作基本步骤。

（2）腹部 CT 扫描的常用基线是什么?

（3）腹部 CT 扫描主要检查什么器官?

（4）认识腹部 CT 图像的解剖名称。

（5）肝、胰增强 CT 扫描一般使用几期增强扫描?

（桑玉亭　沈秀明　彭文献）

实验九　盆腔部 CT 扫描技术

实验目的 ➤➤

（1）熟悉盆腔 CT 扫描前的准备工作,掌握扫描常用体位、扫描基线、扫描方法、照片排版与打印的基本知识。

（2）学会和掌握盆腔 CT 扫描常用的操作方法。

实验器材 ➤➤

（1）螺旋 CT 或非螺旋 CT 机 1 台。

（2）热敏打印机或激光打印机 1 台。

（3）激光打印用胶片若干。

实验原理 ➤➤

利用 CT 设备,对盆腔部位进行一定厚度的层面扫描,由探测器接收信号,输入计算机处理,重建成盆腔部 CT 的断层图像。

男性显示前列腺、膀胱、精囊、直肠等结构,女性显示子宫体、宫颈、直肠卵巢等结构。

方法和步骤 ➤➤

1. 复习总结　在复习盆腔 CT 扫描检查理论的基础上,对盆腔 CT 检查的操作流程进行认真归纳、总结。在带教老师指导和实训小组长协助下,学生穿戴工作服进行实训。

2. 案例引入　女性患者,46 岁,最近月经不规律,白带不正常,小腹疼痛。妇产科医师检查到盆腔包块,疑诊为子宫占位性病变,送影像科检查。作为影像科技师应如何进行 CT 扫描?

3. CT 检查前的准备　确认机房的温度、相对湿度是否在正常范围内;保证电源电压、频率稳定;每日 CT 开机后需空气校正及预热球管;盆腔 CT 扫描前口服清水 800～1 000 ml 充盈肠管和膀胱,已婚者插阴道塞;扫描训练呼吸和屏气。

4. 盆腔 CT 扫描基本操作步骤

（1）录入被检者的基本信息,如姓名、性别、年龄、ID 号,选择 CT 扫描序列等。

（2）去除盆腔部金属物品。

（3）摆放盆腔扫描体位:患者仰卧于扫描床上,头枕于头托上,双上肢抱头。矢状定位线与人体正中线重合,水平定位线平髂棘,冠状定位线平腋中线。

（4）进入盆腔 CT 检查部位界面：头先进，根据扫描目的不同选择扫描序列，扫描定位像，确定 SFOV（把盆腔软组织包括在 SFOV 内），选用螺旋 CT 扫描序列，层厚、层间距为 5～10 mm，螺距≤1。确定扫描界面各种信息无误后，选择扫描范围进行层扫。盆腔 CT 扫描从髂嵴扫至盆腔下缘。

（5）窗宽、窗位：软组织窗窗宽为 250～350 Hu，窗位为 30～60 Hu；骨窗窗宽为 2 000～3 000 Hu，窗位为 200～400 Hu。

（6）发现占位性病变需增强扫描。增强扫描多使用非离子对比剂，剂量为 80～100 ml，使用高压注射器静脉团注，流率约 3 ml/s，扫动脉期和静脉期。

（7）将需用的检查影像信息传输到 PACS。

（8）打印盆腔软组织窗 CT 片，必要时打印骨窗 CT 片（图 2-8）。

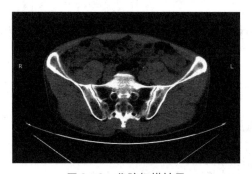

图 2-8　盆腔扫描结果

实验讨论 ▶▶

（1）简述盆腔 CT 扫描操作基本步骤。

（2）盆腔 CT 扫描的常用基线是什么？

（3）盆腔 CT 扫描主要检查什么器官？

（4）认识盆腔 CT 扫描图像解剖名称。

（沈秀明　桑玉亭　彭文献　黄　干）

实验十　躯干部腰椎间盘 CT 扫描技术

实验目的 ▶▶▶

（1）熟悉腰椎间盘 CT 扫描前的准备工作，掌握扫描常用体位、扫描基线、扫描方法、照片排版与打印的基本知识。

（2）学会和掌握腰椎间盘 CT 扫描常用的操作方法。

实验器材 ▶▶▶

（1）螺旋 CT 或非螺旋 CT 机 1 台。

（2）热敏打印机或激光打印机 1 台。

（3）激光打印用胶片若干。

实验原理 ▶▶▶

利用 CT 设备，对躯干部位进行一定厚度的层面扫描，由探测器接收信号，输入计算机处理，重建成躯干部 CT 的断层图像。

在 CT 横断面图像上，椎体由薄层皮质骨包绕的松质骨构成。椎体、椎弓根和椎板构成椎管的骨环；环的两侧为横突，后方可见棘突。椎体后外侧方可见椎间孔和上下关节突。韧带附着在椎弓板和关节突的内侧，硬膜囊居椎管中央，亦呈软组织密度，其与椎管壁间有一定的脂肪组织。在椎间盘层面，可见略高密度的椎间盘影等正常结构。

实验步骤 ▶▶▶

1. 复习总结　在复习腰椎间盘 CT 扫描检查理论的基础上，对腰椎间盘 CT 检查的操作流程进行认真归纳、总结。在带教老师指导和实训小组长协助下，学生穿戴工作服进行实训。

2. 案例引入　男性患者，48 岁，肥胖，近日腰痛伴坐骨神经痛。临床医师疑诊为椎间盘突出，送影像科检查。作为影像科技师应如何进行 CT 扫描？

3. CT 检查前的准备　确认机房的温度、相对湿度是否在正常范围内；保证电源电压、频率稳定；每日 CT 开机后需空气校正及预热球管。

4. 腰椎间盘 CT 扫描基本操作步骤

（1）录入被检者的基本信息，如姓名、性别、年龄、ID 号，选择 CT 扫描序列等。

（2）去除腰部皮带和带有金属的物品。

（3）摆放腰椎间盘扫描体位：患者仰卧于扫描床上，头枕于头托上，上肢抱头。矢状定位线与人体正中线重合，水平定位线平剑突下，冠状定位线平腋后线。

（4）进入腰椎间盘 CT 检查部位界面：头先进，选择腰椎间盘扫描序列，扫描定位像，一般从 L_3 扫至 S_1 结束，确定 SFOV。调整椎间盘扫描定位线，使扫描定位基线与腰椎间隙平行，采用靶扫描，把腰椎邻近的软组织包括在 SFOV 内。确定扫描界面各种信息无误后，层厚、层间距为 2～3 mm，螺距≤1。一般选择 $L_{3/4}$、$L_{4/5}$、L_5/S_1 椎间盘进行扫描，也有选择 $L_{1/2}$、$L_{2/3}$、$L_{3/4}$、$L_{4/5}$、L_5/S 椎间盘的。

（5）窗宽、窗位：软组织窗宽为 300～450 Hu，窗位为 30～60 Hu；骨窗窗宽为 2 000～3 000 Hu，窗位为 200～400 Hu。

（6）将需用的检查影像信息传输到 PACS。

（7）打印软组织窗和骨窗图像（图 2-9）。

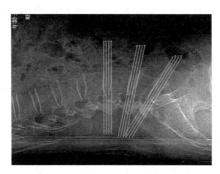

图 2-9 腰椎间盘 CT 扫描定位像

实验讨论 ▶▶▶

（1）简述腰椎间盘 CT 扫描操作基本步骤。

（2）腰椎间盘 CT 扫描一般扫哪几个椎间盘？

（3）使用什么扫描基线能够清楚地显示腰椎间盘结构？

（4）认识腰椎间盘 CT 扫描图像解剖。

（桑玉亭　沈秀明　彭文献　李占峰）

实验十一　上肢部肘关节CT扫描技术

实验目的 ➤➤➤

（1）熟悉肘关节CT扫描前的准备工作,掌握扫描常用体位、扫描基线、扫描方法、照片排版与打印的基本知识。

（2）学会肘关节CT扫描常用的操作方法。

实验器材 ➤➤➤

（1）螺旋CT或非螺旋CT机1台。

（2）热敏打印机或激光打印机1台。

（3）激光打印用胶片若干。

实验原理 ➤➤➤

利用CT设备,对肘关节部位进行一定厚度的层面扫描,由探测器接收信号,输入计算机处理,重建成肘部CT的断层图像。

通过各个层面显示肘关节由肱骨远侧端和桡尺骨近端关节面组成,主要由肱尺关节、肱桡关节与桡尺近侧关节构成。

实验步骤 ➤➤➤

1. 复习总结　在复习肘关节CT扫描检查理论的基础上,对肘关节CT检查的操作流程进行认真归纳、总结。在带教老师指导和实训小组长协助下,学生穿戴工作服进行实训。

2. 案例引入　男性患者,35岁,嗜酒、高血压史多年,左侧肘关节疼痛。临床医师疑诊为肘关节病变,送影像科检查。作为影像科技师应如何进行CT扫描?

3. CT检查前的准备　确认机房的温度、相对湿度是否在正常范围内;保证电源电压、频率稳定;每日CT开机后需空气校正及预热球管。

4. 肘关节CT扫描基本操作步骤

（1）录入被检者的基本信息,如姓名、性别、年龄、ID号,选择CT扫描肘关节序列等。

（2）去除肘部物品。

（3）摆放肘关节扫描体位:被检者采取仰卧位,头先进,两手上举,手心向上,两侧肘关节尽量靠拢,放置于头部两侧。扫描时嘱患者平静呼吸。矢状定位线与人体正中线重合,水平定位线定肱骨下端1/3处,冠状定位线平腋中线。

（4）采用正位定位像、螺旋扫描。扫描范围自肘关节上方 10 cm 至肘关节下方 10 cm；SFOV150～200 mm，层厚 2～3 mm。

（5）窗宽、窗位：软组织窗宽为 200～400 Hu，窗位为 20～40 Hu；骨窗窗宽为 2 000～3 000 Hu，窗位为 100～400 Hu。

（6）将需用的检查影像信息传输到 PACS。

（7）打印骨窗和软组织窗图像（图 2 - 10）。

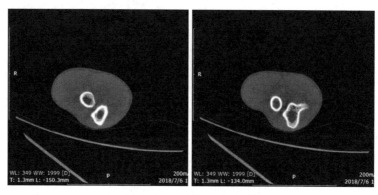

图 2 - 10　肘关节 CT 扫描

实验讨论 ▶▶▶

（1）简述肘关节 CT 扫描操作基本步骤。

（2）肘关节 CT 扫描常用于什么疾病？

（3）如何选择肘关节 CT 扫描的 SFOV？

（4）认识肘关节 CT 的图像解剖。

（**沈秀明　桑玉亭　彭文献**）

实验十二　下肢部髋关节 CT 扫描技术

实验目的 ▶▶

（1）熟悉髋关节 CT 扫描前的准备工作，掌握扫描常用体位、扫描基线、扫描方法、照片排版与打印的基本知识。

（2）学会髋关节 CT 扫描常用的操作方法。

实验器材 ▶▶

（1）螺旋 CT 或非螺旋 CT 机 1 台。

（2）热敏打印机或激光打印机 1 台。

（3）激光打印用胶片若干。

实验原理 ▶▶

利用 CT 设备，对髋关节部位进行一定厚度的层面扫描，由探测器接收信号，输入计算机处理，重建成髋关节 CT 的断层图像。

通过各个层面显示髋关节由股骨头与髋臼组成，构成典型的球窝关节（杆臼关节）。股骨头的关节面 2/3 嵌入髋臼内。

方法和步骤 ▶▶▶

1. **复习总结**　在复习髋关节 CT 扫描检查理论的基础上，对髋关节 CT 检查的操作流程进行认真归纳、总结。在带教老师指导和实训小组长协助下，学生穿戴工作服进行实训。

2. **案例引入**　男性患者，46 岁，嗜酒、高血压史多年，左侧髋关节疼痛伴跛行 1 个月。临床医师疑诊为股骨头无菌坏死，送影像科检查。作为影像科技师应如何进行 CT 扫描？

3. **CT 检查前的准备**　确认机房的温度、相对湿度是否在正常范围内；保证电源电压、频率稳定；每日 CT 开机后需空气校正及预热球管。

4. **髋关节 CT 扫描基本操作步骤**

（1）录入被检者的基本信息，如姓名、性别、年龄、ID 号，选择 CT 扫描髋关节序列等。

（2）去除腰部皮带和髋部带有金属的物品。

（3）摆放髋关节扫描体位：患者仰卧于扫描床上，可采用头或足先进，双手抱头或置于胸前，双足跟分开且足尖内旋矢状定位线对人体正中线，水平定位线平髋臼上方，冠状定位线平腋中线。

（4）进入髋关节 CT 检查部位界面：选择髋关节扫描序列，扫描定位像，确定 SFOV。把被检测股骨头、股骨颈和周围软组织包括在 SFOV 内。一般采用靶扫描。确定扫描界面各种信息无误后，从髋关节上方扫至股骨小转子结束。扫描结束后根据情况，做多平面重建（multiple planar reconstruction，MPR）和最高密度投影（MIP）的影像后处理。层厚、层间距为 2 mm，螺距≤1。

（5）窗宽、窗位：软组织窗窗宽为 200～400 Hu，窗位为 20～40 Hu；骨窗窗宽为 2 000～3 000 Hu，窗位为 100～400 Hu。

（6）将需用的检查影像信息传输到 PACS。

（7）打印骨窗和软组织窗图像（图 2-11）。

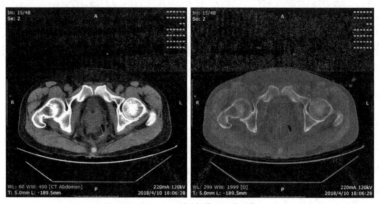

图 2-11　髋关节 CT 扫描

实验讨论 ≫≫

（1）简述髋关节 CT 扫描操作基本步骤。

（2）髋关节 CT 扫描常用于什么疾病？

（3）认识髋关节 CT 的图像解剖。

（沈秀明　桑玉亭　彭文献）

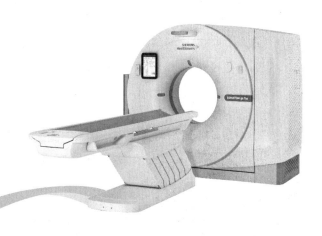

第三章

CT 图像重建与后处理实验

实验一　CTSim 图像重建

实 验 目 的 ▶▶▶

（1）掌握 X 线 CT 的成像原理。

（2）掌握 CT Sim 软件进行滤波反投影算法的图像重建方法。

（3）比较不同的 CT 扫描方式。

实 验 器 材 ▶▶▶

（1）计算机 1 台。

（2）CT Sim 6.0 软件。

实 验 原 理 ▶▶▶

　　X 线穿过人体时，人体的各种组织对 X 线有不同程度的吸收，即不同的组织有不同的线性衰减系数 μ。假设强度为 I_0 的 X 线穿过均匀分布且衰减系数为 μ 的物体，通过的距离 x，强度变为 I，根据朗伯（Lambert）定理：

$$I = I_0 e^{-\mu x} \text{ 或 } \mu x = \ln(I_0/I) \qquad \text{公式（3-1）}$$

　　若物体是分段均匀的，衰减系数分别为 μ_1、μ_2、μ_3……，通过相应的长度为 x_1、x_2、x_3……，则下式成立：

$$\mu_1 x_1 + \mu_2 x_2 + \mu_3 x_3 + \cdots = \ln(I_0/I) \qquad \text{公式（3-2）}$$

　　也可用以下积分公式表示：

$$\int_L \mu \mathrm{d}x = \ln(I_0/I)$$

$$\text{公式（3-3）}$$

实 验 步 骤 ▶▶▶

　　（1）选择要进行扫描的体模。点击软件 CT Sim，打开软件界面，点击"File"，选择"create phantom"，选择"sheep-logan"，得到椭圆的灰度图像，如图 3-1。

　　（2）对体模进行平行线束（平移-旋转式）扫描投影。

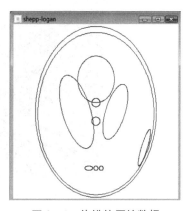

图 3-1　体模的原始数据

按"process-projections",在"projection parameter"中选择"geometry-parallel（平行束）",在"trace level"中选择"projections",其他扫描参数使用默认参数。软件进行体模扫描演示,如图 3-2。扫描完成后,将各角度投影值按顺序排列在二维平面上,如图 3-3。

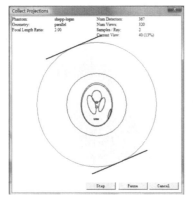

图 3-2　体模扫描

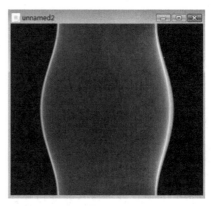

图 3-3　投影图像

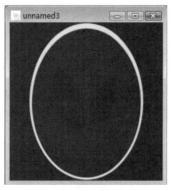

图 3-4　重建的 sheep-logan
体模图像

（3）选 择 " reconstruct-filtered backprojection",在"filtered backprojection parameter"中选"filter method"为FFT。软件进行滤波反投影重建,选用的滤波方法为快速傅立叶变换,获得重建的 sheep-logan 体模图像,如图 3-4。

（4）比较重建图像与原体模的差异。在选择椭圆窗口的情况下,点击"Process",选择 rasterize,点击"OK",将图像进行光栅化,如图 3-5;将光栅化的图像与重建图像相减（Image->Subtract）,所得图像即为重建图像与原体模的差异,如图 3-6。

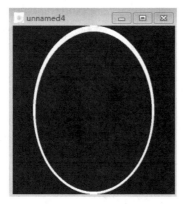

图 3-5　光栅化的图像

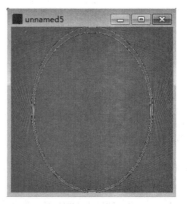

图 3-6　重建图像与原体模的差异图

(5) 在"trace level"中选择"plot",重复(1)～(3)步,观察扫描过程中每个投影值的变化,如图 3-7。

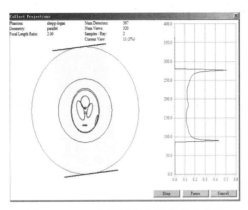

图 3-7 plot 扫描过程中投影值变化图

(6) 在"projection parameter"中选择"geometry-equiangular(扇形扫描)",重复(1)～(3)步,观察扫描过程和重建影像。其扫描过程如图 3-8、投影图像如图 3-9、重建图像如图 3-10。比较投影图像、重建图像与平行线束扫描获得的图像的区别。

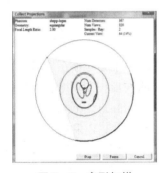

图 3-8 扇形扫描

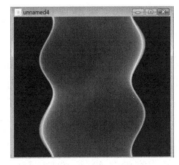

图 3-9 投影图像

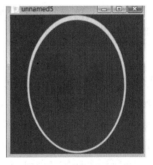

图 3-10 重建图像

(7) 选用 unit pulse 体模,重复上述过程,观察重建图像中的伪影。

实验讨论 ▶▶▶

(1) CT 有几种扫描方式?

(2) 什么是图像重建中的反投影法?

(3) CT 图像重建中为何要用滤波反投影法?

(范一峰 姚旭峰)

实验二 笔形束CT数据采集与图像重建基本方法

◇

实 验 目 的 ▶▶▶

（1）了解仿真软件中 Pen Beam Scan Mode 模块与迭代重建的使用操作。

（2）熟悉迭代重建与反投影重建的基本方法、各个成像参数对重建图像的影响。

（3）掌握 CT 迭代重建与 Pen Beam Scan Mode 的成像原理、数据采集与重建过程。

实 验 器 材 ▶▶▶

（1）计算机1台。

（2）CT 仿真软件 CT Sim 1.0。

实 验 原 理 ▶▶▶

CT 技术诞生以来，人们已经发展了众多的图像重建算法，但各种算法均存在着各自的优缺点。解析重建和迭代重建是 CT 图像重建的2种基本方法。滤波反投影（filtered back projection，FBP）是解析重建的主要算法，代数重建算法（algebraic reconstruction technique，ART）是迭代重建中常用的算法。虽然世界上第1台医用 CT 采用 ART，但 FBP 很快就代替 ART 成为 CT 图像重建的"金标准"，这是由于 ART 计算速度慢、所需存储空间大，在计算机技术水平不是很高的年代，它的应用和发展受到了限制。ART 庞大的计算量，是 FBP 的 100～1 000 倍。

下文简介2种最基本的重建方法。

1. **笔形束数据采集方式** 笔形束CT是第1代CT机，其为旋转-平移扫描方式，属头颅专用机。X线管是油冷固定阳极，扫描X线束为笔形束。扫描方式为X线管和探测器环绕患者作旋转和同步直线平移运动，通常X线管每次旋转1°，同时沿旋转反方向作直线运动。下一次扫描，再旋转1°并重复前述扫描动作，直至完成180°以内的180个平行投影值，如图3-11所示；扫描一个断面需3～5 min。

X线管发出的射线经过物体到达探测器后，形成电信号被计算机采集记录，经过X线管和探测器同步平移后，在同一角度上的数据采集完成，得到图3-12中沿投影轴分布的投影函数 $g_\theta(R)$。

2. **正弦图含义** 图3-12中 $g_\theta(R)$ 表示投影轴平面上坐标R处的投影值，投影线即为图中与探测器平面垂直经过R处的射线，R与直角坐标系的关系为 $R = x\cos\theta + y\sin\theta$，其

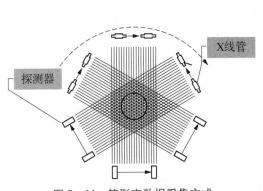

图 3-11　笔形束数据采集方式

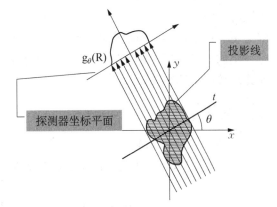

图 3-12　扫描角度为 θ 时投影函数示意图

中 (x, y) 表示直角坐标系中物质上的一点,如用极坐标代替直角坐标,则该点可以表示为 (r, φ),则相应的投影轴坐标为 $R = r\cos(\theta - \varphi)$。由于空间中任意一点的位置坐标是确定的,即对于同一点来说,(r, φ) 不变,R 随着扫描角度 θ 按正弦的形式变化。简言之,每一个体素的数据采集投影为一条正弦线。具体样品可以看作是多个体素的集合,其采集的投影数据是若干个正弦线的叠加,故称为正弦图。

3. 滤波反投影图像重建过程　本实验采用的是平行束滤波反投影法进行图像重建的,其重建公式如下:

$$f(x, y) = \int_0^\pi \mathrm{d}\theta \int_{-t_m}^{t_m} g_\theta(R) h(R - R') \mathrm{d}R = \int_0^\pi g_\theta(R) \otimes h(R) \mathrm{d}\theta$$

$$= \int_0^\pi F^{-1}[P(\omega, \theta) h(\omega)] \mathrm{d}\theta$$

公式(3-4)

其中,$h(\omega)$ 为滤波函数。根据中心切片定理,一个物体在某个角度 θ 时的投影值 $g_\theta(R)$ 的傅立叶变换恰好是对应角度物体二维傅立叶变换 $P(\omega, \theta)$ 的一个切片。

实际操作过程中为了避免"周期间"干扰,通常先对投影值 $g_\theta(R)$ 进行补零,然后进行傅立叶变换,所得的结果再进行滤波;然后再进行傅立叶变换,得到滤波反投影,将滤波反投影值累加到图像函数上,以此循环。简单描述就是,将不同角度采集到的投影值经过滤波后,再沿投影角度反向投影叠加回去,最后叠加出原始图像。通过流程图 3-13 可以很清楚地表达图像重建过程。

4. 代数迭代重建算法的基本原理　代数迭代的基本思想是从一开始就把问题离散化,先建立一个 $n \times n$ 的空间网格矩阵作为重建图像的存储空间,这样每

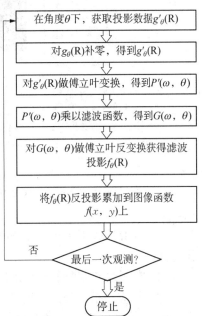

图 3-13　平行束滤波反投影法图像重建过程

个矩阵元的数值大小对应图像的像素大小,首先对每个矩阵元的值进行原始估计,在此基础上估算每个投影方向上探测器获得的可能计数(即正投影),再将正投影数据与探测器实际采集的投影数据进行比较,用于更新原始估计数据;不断重复此过程,直至下 · 次迭代结果无限接近重建方法。

实 验 步 骤 ▶▶▶

1. 笔形束数据采集

(1) 运行"数据采集与图像重建仿真实验仪"主界面,点击选择 CT 模块(图 3 - 14)。

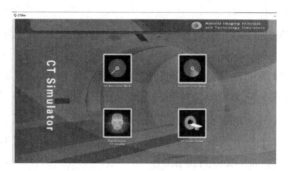

图 3 - 14   CT Sim1.0 主界面

(2) 进入"CT 数据采集与图像重建仿真实验仪"界面窗口(图 3 - 15)。

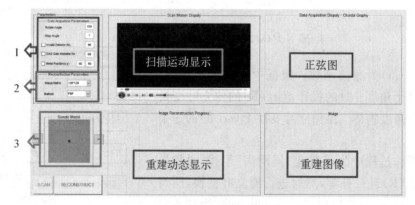

图 3 - 15   笔形束操作界面

注:1. 数据采集参数控制区;2. 重建参数控制区(可选择滤波反投影与迭代重建);3. 样品选择。

(3) 点击"Pen Beam Scan Mode 扫描",进入"Pen Beam Scan Mode"扫描界面,熟悉操作界面。

(4) 在不改变数据采集参数和重建参数下,分别选择样品 1 与样品 2(图 3 - 16)。

进行相应扫描后分别得到正弦图形式如图 3 - 17 所示。采集过程中,同时观察数据采集动画,结合正弦图填充动态显示,描述正弦图数据的横坐标和纵坐标的意义以及正弦图数据的填充规律。

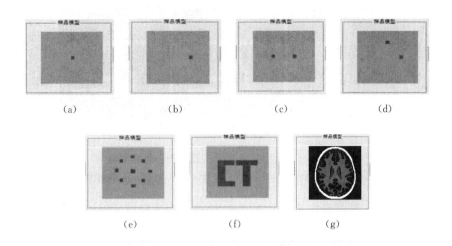

图 3-16 样品图

注:(a)样品 1;(b)样品 2;(c)样品 3;(d)样品 4;(e)样品 5;(f)样品 6;(g)样品 7。

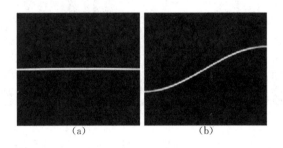

图 3-17 正弦图

(a)样品 1;(b)样品 2

(5)分别扫描样品 3 和样品 4 模型,得到各自的数据采集正弦图,并对正弦图截图,将其保存在新建 word 文档"正弦图与重建规律"里。

(6)进一步采用样品 5、6、7 进行实验,截图保存在"正弦图与重建规律"文档里,观察正弦图变化。

2. 笔形束图像重建实验

(1)选择手绘样品模板(如手写"正字"),分别在旋转角度为 90°、180°和 360°时(步进角度保持不变),观测扫描过程与重建过程,得到如图 3-18 所示的正弦图与重建图像。

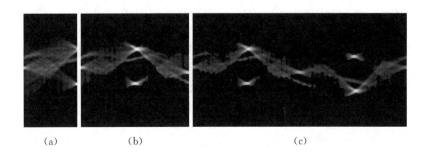

(a)　　　　　(b)　　　　　(c)

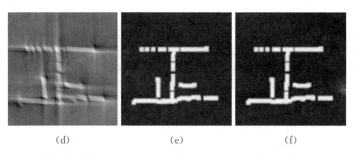

(d)   (e)   (f)

图 3-18　不同旋转角度下的正弦图与重建图像

注:(a)90°;(b)180°;(c)360°;(d)90°重建;(e)180°重建;(f)360°重建。

（2）选择样品 7,在旋转角度为 90°、180°和 360°时,观测扫描过程与重建过程(图 3-19)。

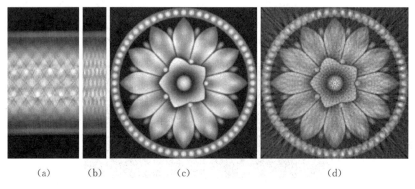

(a)   (b)   (c)   (d)

图 3-19　样品 7,不同步进角度所得的正弦图与重建图像

注:(a)与(c)步进为 1;(b)与(d)步进为 3。

（3）选择样品 12,保持旋转角度 180°不变,将步进角度由 1 改为 3,观察正弦图变化,进行图像重建后,分别保存步进角度为 1°的图像文件名"180-1scan. jpg",3°的为"180-3scan. jpg"。

（4）自行设置步进角度,进行数据采集和图像重建,观察投影数据的变化规律和重建图像的变化规律。

（5）选择样品 6 和 7 并保持旋转角度 180°和步进角度 1°不变,改变重建参数图像矩阵为 256×256 和 512×512,将重建图像分别命名为"180-1-256scan. jpg"与"180-1-512scan. jpg",比较其重建过程与重建图像的区别。

3. 迭代重建实验　将重建参数区的"method"选择为 ART 形式,这时重建参数区变为如图 3-20 的形式,在此对话框中可设置迭代次数和迭代因子。

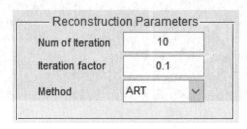

图 3-20　样品 6,不同迭代因子的显示结果

（1）选择样品 6 进行扫描,保持迭代因子为 0.1,迭代次数分别选择 2 和 10,记录迭代的时间和观察重建图像的效果,如图 3-21 所示。

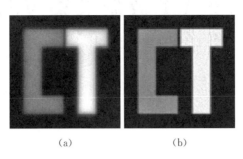

（a）　　　　　　　　　（b）

图 3-21　样品 6,不同迭代因子的显示结果
注:(a)迭代次数为 2 时;(b)迭代因子为 10 时。

（2）选择样品 6 进行扫描,保持迭代次数为 10,迭代因子分别选择 0.1 和 1,记录迭代的时间和观察重建图像的效果,如图 3-22 所示。

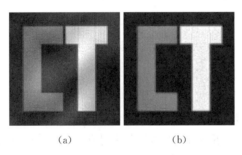

（a）　　　　　　　　　（b）

图 3-22　样品 6,不同迭代因子的显示结果
注:(a)迭代因子为 1 时;(b)迭代因子为 0.1 时。

实验讨论 ▶▶▶

（1）在做样品 1 和样品 2 实验时,两个样品体素完全一样,为什么空间位置发生了移动,正弦图就产生如此差异?

（2）将所得的样品 3 和 4 的正弦图,与样品 1 和 2 的正弦图进行比较,理解数据整个采集过程;进一步结合样品 5~7 的正弦图结果,与实验原理相印证,总结规律。

（3）在不同的旋转角度为 180°和 360°时,正弦图与重建图像在两种情况下的异同,分析其原因。

（4）根据实验结果,分析步进角度与重建参数对重建图像的影响。

（5）改变迭代次数,观察在超过几次迭代后,图像重建效果变化为何不太明显?

（武　杰　夏　天）

实验三　扇形束 CT 数据采集与图像重建过程

实验目的 ▶▶▶

（1）了解中心切片定理与傅立叶变换的原理。

（2）熟悉滤波反投影方法的基本原理以及各个成像参数对重建图像的影响。

（3）掌握扇形束 CT 的成像原理、数据采集与重建过程。

实验器材 ▶▶▶

（1）计算机 1 台。

（2）CT 仿真软件 CT Sim 1.0。

实验原理 ▶▶▶

扇形束 CT 数据重建是在平行滤波反投影算法基础上发展而来的。

1. **数据采集方式**　扇形束 CT 的探测器排列方式有 2 种形式：一种为等角扇形束探测器；另一种为等距扇形束探测器，如图 3-23 所示。

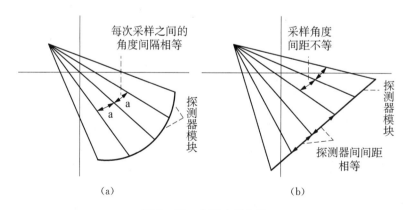

图 3-23　扇形束示意图

注：（a）等角探测器；（b）等距探测器。

等角探测器由一系列长度相同的模块组成。这些模块以球管焦斑中心为圆心的弧面进行等角排布，这种结构具有良好的可加工性，因为所有模块都是相同的，不需要对不同探测器位置的模块进行特殊几何形状的设计，且探测器其中有一个模块通道坏掉，其他也可以进行替换。图3-23中的相邻探测器中心与焦斑中心连线的夹角越小,代表探测器越多,则其他参数不变时,采样量就越多,重建的图像质量就越高,当然重建速度会越慢。

等距探测器其实就是平板探测器,在平板探测器上的采样间距是等距的,造成采样角度间隔是不相等的。

本实验仪采用等角探测器。图3-24是等角扇形束CT几何示意图,其中R为源心距(球管焦斑中心到旋转中心的距离),γ为扇束内一条射线与焦斑中心与旋转中心连线的夹角,γ_m为扇束所张的最大角度,大小跟探测器弧长和源心距有关。当物体的大小不变时,源心距移动到S'处时,我们可以看到物体在探测器上采样的范围变小了,采样量会减少,最终会影响重建图像的质量。源心距不能太小,否则整个物体无法被采样。

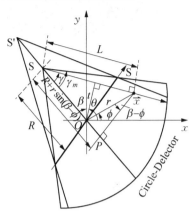

图3-24　等角扇形束CT成像几何示意图

2. 扇形束CT重建过程　扇形束重建公式与平行束重建公式在结构上是类似的,其形式如下:

$$f(x,y)=\int_0^{2\pi}L^{-2}\mathrm{d}\beta\int_{-\gamma_m}^{\gamma_m}q(\gamma,\beta)h(\gamma-\gamma')R\cos\gamma\,\mathrm{d}\gamma=\int_0^{2\pi}L^{-2}\{[q(\gamma,\beta)R\cos\gamma]\otimes h(\gamma)\}\mathrm{d}\beta$$

$$=\int_0^{2\pi}L^{-2}\cdot[q'(\gamma,\beta)\otimes h(\gamma)]\mathrm{d}\beta=\int_0^{\pi}L^{-2}\cdot F^{-1}[Q(\omega,\beta)h(\omega)]\mathrm{d}\beta$$

公式(3-5)

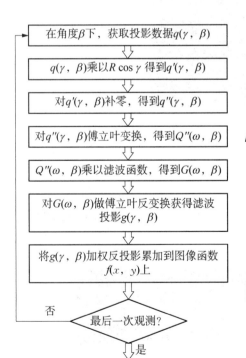

在角度β下,获取投影数据$q(\gamma,\beta)$

$q(\gamma,\beta)$乘以$R\cos\gamma$得到$q'(\gamma,\beta)$

对$q'(\gamma,\beta)$补零,得到$q''(\gamma,\beta)$

对$q''(\gamma,\beta)$傅立叶变换,得到$Q''(\omega,\beta)$

$Q''(\omega,\beta)$乘以滤波函数,得到$G(\omega,\beta)$

对$G(\omega,\beta)$做傅立叶反变换获得滤波投影$g(\gamma,\beta)$

将$g(\gamma,\beta)$加权反投影累加到图像函数$f(x,y)$上

最后一次观测?

否　　是

停止

图3-25　等角扇形束CT图像重建流程

扇形束重建与平行束重建相比有2个区别:一是扇形束投影必须在滤波运算前乘以$R\cos\gamma$,由于它独立于β,可以在重建开始前计算并保存好;二是扇形束重建时使用了加权函数L^{-2},这里的L为重建像素到球管焦斑中心的距离,显然L依赖于γ和β,所以扇形束的计算量很大。

在扇形束重建中,和平行束一样都进行了补零来消除"周期间"干扰,后面的过程基本与平行束一致。简单描述就是,将不同角度采集到的投影值经过滤波后,再沿投影角度进行扇形反向投影叠加回去,最后叠加出原始图像。通过图3-25可以很清楚地表达图像重建过程。

实验步骤 ▶▶▶

1. 扇形射束数据采集

(1) 如图3-26所示,选择样品1和2,在相同参数情况下进行扇束CT数据采集。

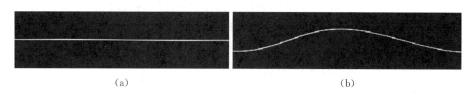

图 3-26　正弦图

注:(a)样品 1;(b)样品 2。

(2) 选择样品 3 和 4,在相同参数情况下进行扇束 CT 数据采集,相同样品时与平行束正弦图进行对比。

2. 采集参数的影响

(1) 选择样品 5,在源心距 250 mm 和 500 mm 处分别进行扫描和重建(图 3-27)。

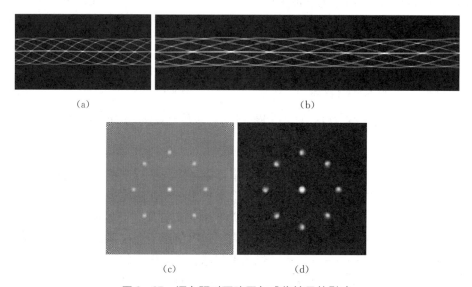

图 3-27　源心距对正弦图与成像结果的影响

注:正弦图(a)250 mm;(b)500 mm。重建图像(c)250 mm;(d)500 mm。

(2) 选择样品 6,重复第(1)实验,并保存重建图像。

(3) 源心距调整为 250 mm,分别设置步进 1° 和 3°,得到如图 3-28 所示的正弦图与重建图像。

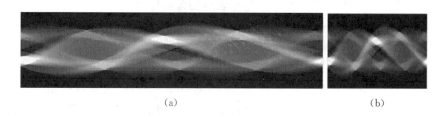

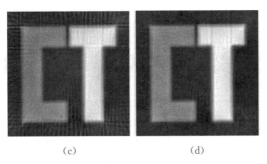

图 3-28 步进角度对正弦图与成像结果的影响

注：正弦图(a)1°；(b)3°。重建图像(c)1°；(d)3°。

（4）在不同步进角度，用样品 6 进行实验，并保存重建图像。

（5）步进角度重新调整为 1°，探测器对应角度分别选 0.5°和 2°，其他参数不变的情况下，对样品 6 进行实验（图 3-29）。

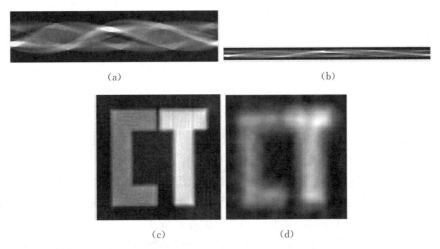

图 3-29 探测器对应角度对正弦图与成像结果的影响

注：正弦图(a)0.5°；(b)2°。重建图像(c)0.5°；(d)2°。

实验讨论 ▶▶▶

（1）相同样品时，扇形束与扇形束正弦图有什么区别？请结合其采集过程分析原因？

（2）结合正弦图与重建过程，分析源心距对成像效果的影响。同时，源心距也不能设得太小，想一想为什么？

（3）其他参数不变的情况下，选择样品 6 进行实验。在步进增大时，重建图会有何明显变化？

（4）结合正弦图与重建过程，分析步进角度变化对重建图像的影响。

（武　杰　夏　天）

实验四　滤波函数对 CT 图像重建影响

◈◈◈

实 验 目 的 ▶▶

（1）了解滤波函数设计理论。

（2）熟悉滤波函数各参数的调节方法。

（3）掌握滤波函数设计对 CT 图像重建效果的影响。

实 验 器 材 ▶▶

（1）计算机 1 台。

（2）CT 仿真软件 1.0。

实 验 原 理 ▶▶

滤波过程作为 FBP 方法的一个非常重要的过程,它是 CT 图像重建质量的关键,选择一个好的滤波函数很重要。扇形束重建过程中应用了斜坡函数（Ramp 函数）,该函数的作用是为了消除反投影过程中星形伪影;因此 Ramp 函数在投影重建中是必须存在的。而本实验的目的是在加了 Ramp 函数后,进一步设计合适的滤波函数（窗函数）作用在投影数据上,来决定振幅大小与截止频率,从而得到更好的图像效果。

用于 CT 图像重建现有的窗函数包括 Hanning 窗函数、Hamming 窗函数、Blackman 窗函数、Butterworth 窗函数和 Gaussian 窗函数。例如,Hanning 滤波器的表达如下:

$$H_{\mathrm{H}}(u)=\begin{cases}0 & |u|<u_L \\ 0.5-0.5\cos\left[\dfrac{\pi(|u|-u_L)}{u_H-u_L}\right], & u_L\leqslant|u|\leqslant u_H \qquad 公式(3-6) \\ 1 & |u|<u_H\end{cases}$$

式中,u_H 和 u_L 表示频率的上限与下限,用于控制滤波器的作用范围,其取值范围为 $0\leqslant u_L<u_H\leqslant0.5$。

滤波器好坏除了直接通过重建效果来判断外,也可以从时域滤波函数出发,旁瓣的幅度与幅值和主瓣的半宽度越小则图像空间分辨率和密度分辨率越高。空间分辨率和密度分辨率之间存在一定的制约关系,针对具体情况,选择合适的侧重点。

仅通过 Ramp 函数滤波,可使边缘清晰（锐利）,但同时会导致其他区域的信号抖动严重,信噪比降低;往往在 Ramp 函数基础上,进行不同加窗函数调整,使得在尽量降低信号抖动的基础上,保持边缘清晰。图 3-30 为不同滤波器组合的频域与空间域的函数图像。

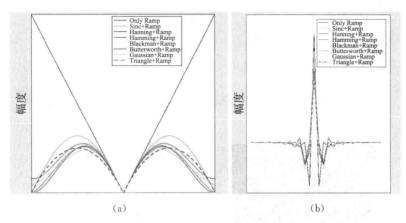

(a)　　　　　　　　　　　(b)

图 3-30　各种滤波器组合的频域与空间域函数图像(微调)

注:(a)频域滤波函数图像;(b)空间域滤波函数图像。

实验步骤 ▶▶▶

1. 选择滤波器　选择"Fan Beam Scan Mode",保持其他参数不变,点击"Filter Design",可以调出滤波器设计界面,如图 3-31 所示。系统默认的滤波器为"Ramp Function"。如要在Ramp 基础上叠加滤波器,可通过单选框进行选择,点击"confirm"按钮后,会在右侧显示相应的频域与空间域函数,再点击"SAVE",可将选中的滤波器函数添加到滤波器中。

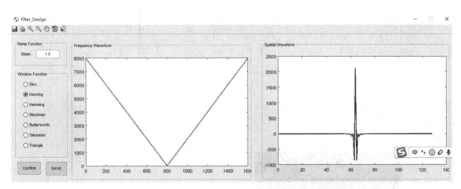

图 3-31　样品 1 滤波前图像

2. Ramp 滤波器

(1) 保持其他参数不变,选择样品 1,则相应窗函数空间域频域波形和滤波后的图像如图 3-32 所示。点击重建图像区的"Data Display",可显示重建图像的三维强度图。

(2) 选择样品 7 重新按照上一步设置滤波器,进行重建,保存并观察相关图像。

3. Ramp 滤波器＋Sinc 滤波器

(1) 保持其他参数不变,选择样品 1,选择 sinc 滤波器,点击"confirm"后,再点击"SAVE",最后点击"Reconstruct",则相应窗函数空间域频域波形和滤波后图像如图 3-33 所示。

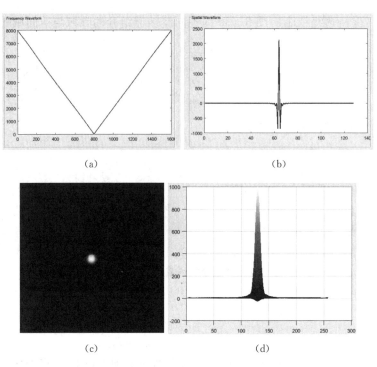

图 3-32 样品 1 Ramp 滤波后结果

注:(a)滤波器频域波形;(b)滤波器空间域主瓣与旁瓣波形;(c)滤波后图像;(d)滤波后图像三维强度图。

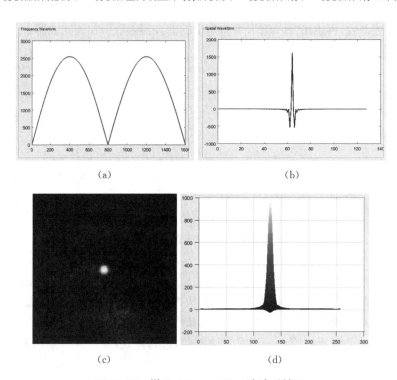

图 3-33 样品 1 Ramp + Sinc 滤波后结果

注:(a)滤波器频域波形;(b)滤波器空间域主瓣与旁瓣波形;(c)滤波后图像;(d)滤波后图像三维强度图。

（2）选择样品 7 重新按照上一步设置滤波器，进行重建，保存并观察相关图像。

4. Ramp 滤波器＋Hamming 滤波器

（1）保持其他参数不变，选择样品 1，选择 Hamming 滤波器，点击"confirm"后，再点击"SAVE"，最后点击"Reconstruct"，相应窗函数空间域频域波形和滤波如图 3 - 34 所示。

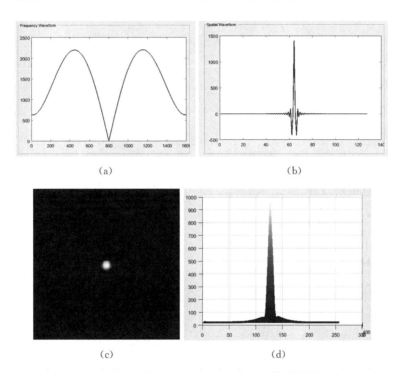

（a）　　　　　　　　　　　　（b）

（c）　　　　　　　　　　　　（d）

图 3 - 34　样品 1 Ramp＋Hamming 滤波后结果

注：(a)滤波器频域波形；(b)滤波器空间域主瓣与旁瓣波形；(c)滤波后图像；(d)滤波后图像三维强度图。

（2）选择样品 7 重新按照上一步设置滤波器进行重建，保存并观察相关图像。

实验讨论 ▶▶▶

（1）根据以上实验结果，分析各滤波器对图像的影响规律。
（2）分析空间分辨率与密度分辨率的相互关系。

（武　杰　夏　天）

实验五　CT 重建编程实验

实 验 目 的 ▶▶

(1) 掌握主要 CT 重建函数的使用。

(2) 熟悉重建编程过程。

实 验 器 材 ▶▶

(1) 计算机 1 台。

(2) CT 仿真软件 1.0。

实 验 原 理 ▶▶

见本章实验二。

实 验 步 骤 ▶▶

1. 编写投影数据的采集程序　参考以下程序编写一个投影数据的采集程序,然后再修改部分参数,观察相应结果的改变。

```
function sinogram＝pensinogram(sample, Ro_angle, step_angle)
[R, C]＝size(sample);％ 采集样品矩阵
R0＝ceil(0.5*(R＋1));
C0＝ceil(0.5*(C＋1));
M＝ceil(sqrt(R^2＋C^2));
rx＝ceil((M＋1)*0.5);
theta＝0;％旋转角度
count＝0;％计数器
N＝ceil(Ro_angle/step_angle＋1);
sinogram＝zeros(M, N);％建立正弦图矩阵
Ro_angle＝Ro_angle*pi/180;
    step_angle＝step_angle*pi/180;％角度制转化为弧度
while(theta＜＝Ro_angle)
temp＝zeros(M, M);
A＝[cos(theta), －sin(theta); sin(theta), cos(theta)];
```

```
for i=1:R
    for j=1:C
        y1=i-R0;%样品旋转前纵坐标
        x1=j-C0;%样品旋转前横坐标
        D=[x1,y1]*A;%乘以旋转矩阵
        X=floor(D(1)+rx);%样品旋转后横坐标
        Y=floor(D(2)+rx);%样品旋转后纵坐标
    temp(X,Y)=sample(i,j);
    end
end
% 旋转坐标后,填充数据空洞
for X=2:M-1
    for Y=2:M-1
        if (temp(X,Y)==0 && temp(X,Y-1)~=0 && temp(X,Y+1)~=
        0)
            temp(X,Y)=0.5*(temp(X,Y-1)+temp(X,Y+1));
        end
        end
end
count=count+1;%计数+1
for X=1:M
    for Y=1:M
        sinogram(Y,count)=sinogram(Y,count)+temp(Y,X);   %赋值给投影矩阵
    end
end
imshow(sinogram,[])
theta=step_angle*count;
clear temp%清空缓存矩阵
end
```

2. 编写滤波反投影重建程序 参考以下程序编写一个滤波反投影重建程序,然后再修改部分参数,观察相应结果的改变。

```
P=imread('Brain-CT256.jpg');%获取目标图像
P=im2double(P);
[a,b]=size(P);%%计算图像矩阵大小
if a~=b
    error('图像不是方阵,请输入方阵图像')
end
figure,imshow(P,[]),title('原始图像显示')%显示原始图像 P
```

alph＝1；

beta＝180；

thetal＝0：alph：(beta－alph)；

[R1，xp]＝radon(P，thetal)；％雷当变换获得图像各方向的投影值

figure，plot(xp，R1(：，1))，title('0 度的投影值数据分布')

％滤波反投影法

[n1]＝size(xp)；

d＝1；

h＝2./(1－4＊xp.^2)/pi/pi/d/d；

　figure，plot(xp，h)，title('滤波反投影法中使用的 S－L 滤波函数')

H3＝zeros(n1(1,1),n1(1,1))；

for k＝1：beta/alph

　　　H1＝conv(R1(：,k),h)；

　　　[n2]＝size(H1)；

　　　m1＝fix((n2+1)/2)；

　　　H1＝H1((m1－(n1－1)/2)：(m1+(n1－1)/2))；

　　　if k＝＝1

　　　　　　　figure,plot(H1)；％显示滤波后的方向投影值

　　　end

　　　H2＝zeros(n1(1,1),n1(1,1))；

　　　for k1＝1：n1　　　％投影到矩阵

　　　　　H2(：,k1)＝H2(：,k1)+H1(k1)；

　　　end

　　　H2＝imrotate(H2,alph＊(k－1),'bilinear')；％以投影角度的大小旋转图像

　　　[n3,n4]＝size(H2)；

　　H2＝H2(((n3+1)/2－(n1－1)/2)：((n3+1)/2+(n1－1)/2),((n3+1)/2－(n1－1)/2)：((n3+1)/2+(n1－1)/2))；

　　　H3＝H3+H2；

　　　　if k＝＝1

　　　　figure,imshow(H3,[])，title('滤波反投影法的反投影过程')

　　　else

　　　　imshow(H3,[])，title('滤波反投影法的反投影过程')；

　　　　pause(0.00001)％显示每次反投影的图像

　　　end

　end

　H3＝H3((n1+1)/2－a/2：(n1+1)/2－1+a/2,(n1+1)/2－a/2+1：(n1+1)/2+a/2)；％将图像大小选取为原始图像大小

figure,imshow(H3,[]),title('滤波反投影法获得的原始图像')％滤波反投影后的显示图像。

实验讨论 ▶▶▶

1. 分析投影数据的采集过程。
2. 结合滤波反投影重建的过程分析,整理使用到的关键函数和程序语句。

（武　杰　夏　天）

实验六　常见CT二维图像后处理技术

◇

实验目的 ▶▶

（1）学会图像的显示和处理。

（2）了解CT的常见二维图像后处理技术。

实验器材 ▶▶

（1）西门子CT Smile图像处理工作站1台。

（2）西门子CT Smile软件1套。

实验原理 ▶▶

随着CT性能的提高和功能软件的开发,后处理功能越来越多样化,主要包括图像处理技术、图像测量及计算技术。

（1）窗宽、窗位的调整是数字图像后处理工作中的一项常规内容,又是图像显示技术中最重要的功能。正确选择和运用窗口技术是获取优质图像和提高诊断率的重要手段。

（2）在图像显示中,为观察微小病变和细微的解剖结构,可采用放大、移动,并通过勾画感兴趣区进行测量,便于更好地观察图像。

实验步骤 ▶▶

1. 显示图像

（1）点击影像选项卡,打开患者浏览器,在主菜单中选择患者＞浏览器(图3-35)。

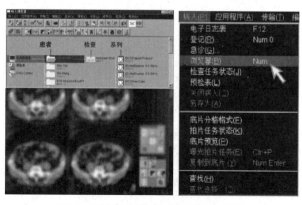

图3-35　打开患者浏览器操作步骤

（2）选择图像所需的患者的相关检查系列,选择显示子任务卡 ▦,根据需要更改屏幕布局(图 3 - 36)。

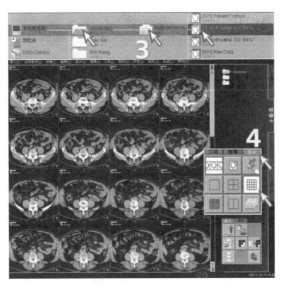

图 3 - 36　更改屏幕布局

2. 选择图像　通过滚动条,选择感兴趣图像,可通过键盘上的 Ctrl 键选择多幅图像(图 3 - 37)。

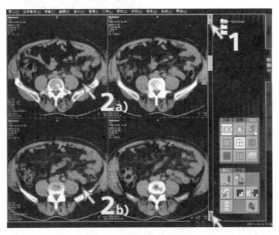

图 3 - 37　选择感兴趣图像

3. 图像定窗值(图 3 - 38)

（1）改变图像对比度:用鼠标中央键点击图像,向左/右拖动鼠标🖱↔,可更改图像的对比度。

（2）改变图像亮度:向上/下拖动鼠标🖱↕,可更改图像的亮度。

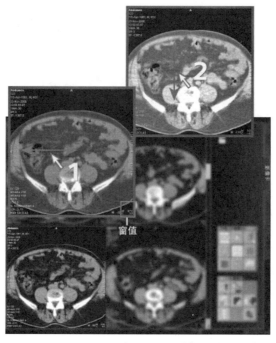

图 3 - 38　更改图像对比度和亮度

4. 缩放图像(图 3 - 39)

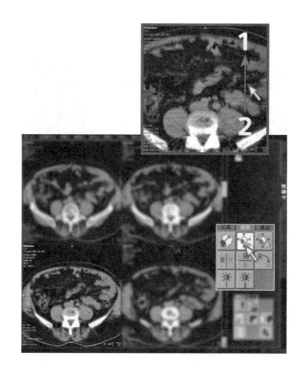

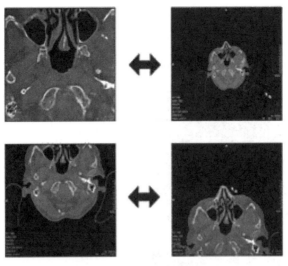

图 3-39　缩放图像

（1）放大图像：在图像子任务卡中，点击缩放/移动，将鼠标光标放置于紧挨图像边缘区域，鼠标光标改变形状，向上拖动鼠标，该图像会被放大。

（2）缩小图像：向下拖动鼠标，该图像会被缩小。

5. 移动图像　点击缩放/移动，将鼠标指针放在图像的中心位置，鼠标光标改变形状，向上、下、左或右拖动鼠标，相应地移动图像（图 3-40）。

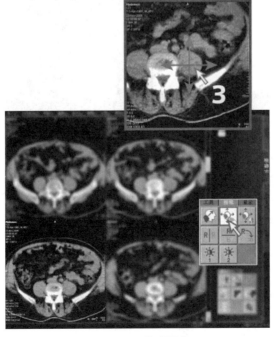

图 3-40　移动图像

6. **评估灰阶值**　在工具子任务卡中,点击"圆形"按钮并拖动鼠标(按住鼠标按钮),感兴趣区达到预期大小释放鼠标按钮,评估结果显示在图像中。可通过键盘 Del 键删除感兴趣区(图 3 - 41)。

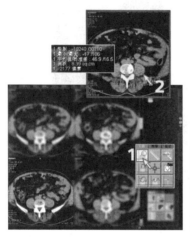

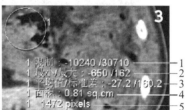

图 3 - 41　评估灰阶值

注:1. 评估的灰度范围;2. 最大灰度标度和最小灰度标度;3. 平均值和标准偏差;4. 感兴趣区的面积;5. ROI 的像素数量。

7. **测量距离**　在工具子任务卡中,点击"距离"按钮,将鼠标光标放在测距线的起点,拖动鼠标,松开鼠标键停止画线,评估结果显示在图像中(图 3 - 42)。

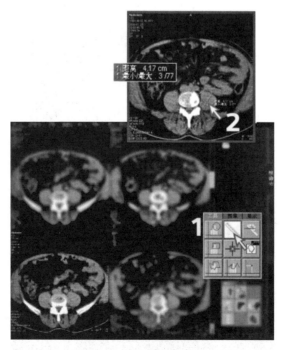

图 3 - 42　测量距离

8. 测量角度 在工具子任务卡中,点击"角度"按钮,将鼠标指针定位在第一条边线的起点,将鼠标拖至第一条边线的终点,绘制出一条线,应用同样的方法画第二条边,角度以度数为单位显示(图3-43)。

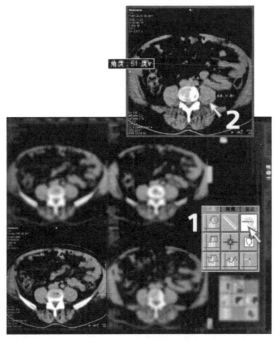

图3-43 测量角度

实验讨论 ▶▶▶

(1) 如何进行角度的测量?

(2) 如何进行图像的缩放?

(3) 如何进行窗宽、窗位的调整?

(4) 如何进行距离的测量?

(5) 如何标注感兴趣区?

(黄 干 凌荣华)

实验七 常见CT三维图像后处理技术

◇

实验目的 ▶▶

了解CT的常见图像后处理技术。

实验器材 ▶▶

(1) 西门子CT Smile图像处理工作站1台。

(2) 西门子CT Smile软件1套。

实验原理 ▶▶

1. **多平面重建** 多平面重建(MPR)是指把横断扫描所得的以像素为单位的二维图像,重组成为以体素为单位的三维数据,再用冠状面、矢状面、横状面或斜面截取三维数据,得到重组的二维图像。它可以以任何一个平面方向显示。层厚越薄,层数越多,重组图像越清晰、平滑;层面较厚时,容易造成阶梯状伪影。MPR方法简单、快捷,适用于全身各个部位,可较好地显示组织、器官内复杂的解剖关系,有利于病变的准确定位,常作为横断面图像的重要补充而广泛应用。

2. **曲面重建** 曲面重组(curved planar reconstruction, CPR)是MPR的一种特殊形式,是指在容积数据的基础上,指定某个感兴趣器官,用软件计算辨认该器官所有像素的CT值,并将其以二维图像形式显示的一种重组方法。CPR可将扭曲重叠的血管、支气管等结构伸展开来,甚至拉直,显示在同一平面上,较好地显示其全貌,是多平面重组的延伸和发展。但曲面重组对于器官辨认的准确与否依赖性很大,有时会造成人为的假象;另外,由于图像显示时存在变形,曲面重组图像有时不能真实反映被显示器官的空间位置和关系。曲面重组对于冠状动脉、输尿管、变形的脊柱显示有较高的价值。

3. **容积再现技术** 容积再现技术(volume rendering technique, VRT)又称容积重组(volume reconstruction, VR),是将多个平面图像合成三维图像的方法,将所有体素的CT值设定为不同的透明度,由完全不透明到完全透明,同时利用虚拟照明效应,用不同的灰阶或伪彩显示三维立体图像。VR可以形成人体的表面图像、某切面图像以及表面、切面或组织断面合成在一起的图像;对于解剖复杂部位,可以表示出各个器官或组织在三维空间上的位置关系,适用于CT血管造影、肿瘤显示、骨关节结构显示等。在神经外科、矫形外科手术方面,可以模拟手术效果等,有利于提高手术质量。

VR重组是通过CT值阈值实现特定组织和器官的显示,可以使用软件默认的CT值阈值,也可以自行修改阈值,以显示不同的组织结构。VR 重组的三维图像可以进行任意方向的旋转,从不同的视角进行观察。三维图像常常包含许多不需观察的组织结构,如行冠状动脉成像时,肺动脉和胸椎的影像也可同时显示,有碍观察冠状动脉,可以使用相应的软件工具进行裁剪。

4. 最大密度投影　最大密度投影(MIP)是利用投影成像原理,将三维数据朝着任意方向进行投影。按一定方向作多条平行的投影线,以每条投影线经过的所有体素中最大密度(强度)体素的像素作为投影图像像素,这些像素所组成的图像就是最大密度投影图像。投影图像中低密度的组织结构被去除。图像可以显示为二维,也可以显示为三维。其主要优点是可将不在一个平面的结构显示在同一个二维平面上,分辨力很高,组织结构失真少,临床上广泛应用于具有相对高密度的组织和结构,例如注射对比剂后显影的血管、明显增强的软组织肿块等,对血管壁的钙化显示也很清楚;缺点是由于最大密度投影法是叠加投影,不能反映结构的纵深关系,骨骼和钙化等高密度结构可遮盖血管图像。

5. 最小密度投影　最小密度投影(Min-IP)与 MIP 正好相反,是指对每一投影线所遇的最小密度值的体素投影重组的图像。主要用于气道的显示,如气管、支气管结构与疾病的显示等。

6. 表面影像显示　表面影像显示(SSD)又称表面遮盖显示。根据 CT 值阈值,通过计算机筛选被扫描部位从最表面逐渐向深面的像素,低于该阈值的像素全部忽略,直到选出高于该阈值的像素,并将这些像素相连组成三维表面轮廓图像。SSD 空间立体感强,解剖关系清晰,有利于病灶的定位。多用于骨骼系统、空腹结构、腹腔脏器和肿瘤的显示。SSD受 CT 阈值选择的影响较大,选择不当,容易失去利于定性判断的 CT 密度,使细节显示不佳。比如 CT 血管造影(CT angiography,CTA)时,CT 阈值过高,选中的组织过少,空腔管径显示窄;反之 CT 阈值过低,细微病变就可能被漏掉,管径显示宽。另外,SSD 不易于区分血管壁的钙化、支架等。

7. CT 仿真内镜　CT 仿真内镜(CT virtual endoscopy,CTVE)是容积数据同计算机领域的虚拟现实结合,重组出空腔器官内表面的立体图像,类似于纤维内镜所见的影像。螺旋 CT 连续扫描获得的容积数据重组的立体图像是 CTVE 成像的基础。在此基础上调整 CT 值阈值,消除不需要观察的组织影像,保留需要观察的组织影像。然后进行伪彩色编码,使内腔显示更为逼真。还可利用计算机远景投影软件功能,产生目标物体不断靠近观察者和逐渐放大的多幅图像,经过动画显示,产生类似通过内镜检查的动态观察效果。CTVE 因其具有检查的微创性、图像的直观性、整体性以及与纤维内镜图像的一致性,对某些空腔器官的部分疾病诊断具有较高的价值,如肠道肿瘤,气管、支气管的肿瘤及异物,冠状动脉狭窄等。不足之处是容易受伪影的影响,不能对组织进行活检和显示组织结构的真实颜色。

实验步骤 ➡➡

1. 装载图像至浏览器
(1) 通过患者浏览器装载图像,选择主菜单中的患者＞浏览器,可调用患者浏览器(图3-44)。
(2) 在患者浏览器的导航区或内容区选择需要进行处理的一个系列或至少 3 个图像

(图 3 - 45)。

▶ 选择患者 ＞ 浏览器

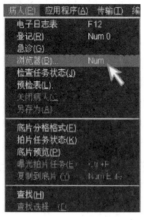

图 3 - 44　装载图像

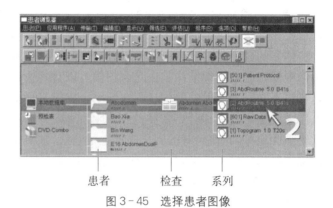

患者　　检查　　系列

图 3 - 45　选择患者图像

2. 多平面重建(MPR)

(1) 在患者浏览器的导航区或内容区选择需要进行处理的一个系列或至少 3 个图像。

(2) 选择应用程序＞三维后处理＞MPR(图 3 - 46)。

(3) 图像在三维任务卡上以多平面重建显示(图 3 - 47)。

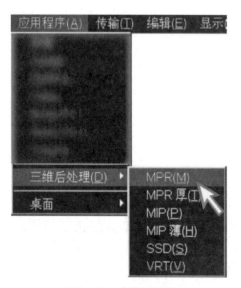

图 3 - 46　多平面重建

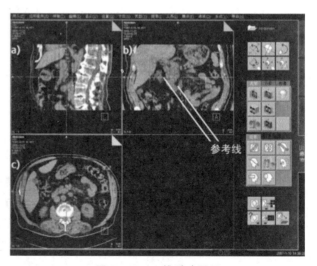

图 3 - 47　三维重建显示

3. 设置图像方位

(1) 使用标准视图查看图像以及更改图像的方向和方位。标准视图被用作处理图像的起始点。选择三维任务卡中图像区 3 个图像格中的 1 个,点击方位子任务卡(图 3 - 48)。

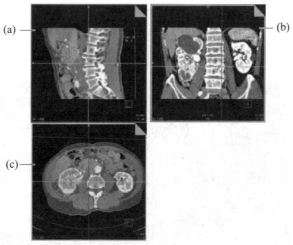

图 3 - 48 图像方位的设置

注:(a)矢状位显示;(b)冠状位显示;(c)横断面显示。

(2)通过移动整个视图,可发现感兴趣的断层。选择所需的像格,选择一条参考线并将其拖到所需的位置(图 3 - 49)。

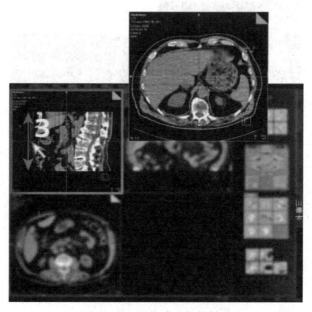

图 3 - 49 寻找感兴趣的断层

(3)创建斜位图,然后点击自由模式 ,选择一条参考线的末端,围绕中心点旋转参考线(图 3 - 50)。

4. 生成图像系列

(1)点击所需图像,选择参考线(图 3 - 51)。

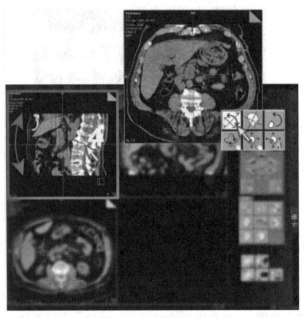

图 3-50　创建斜位图

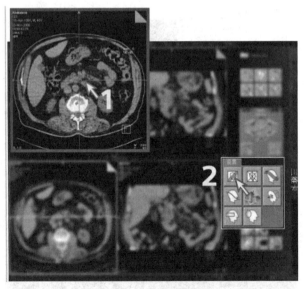

图 3-51　参考线的选择

（2）在设置子任务卡中，点击平行范围 ▱。

（3）定义范围，确保按下了图像数目固定，拖动范围最外侧的线（图 3-52）。

（4）将鼠标指针放在范围的中心点，拖动范围的中心点至新的位置。

（5）将鼠标指针放在范围的中心线，围绕中心点旋转参考线（图 3-53）。

（6）点击启动，三维范围在第四像格中以图像层叠显示。

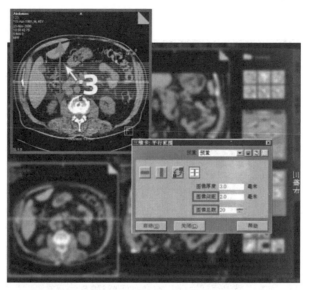

图 3-52　图像范围的选择

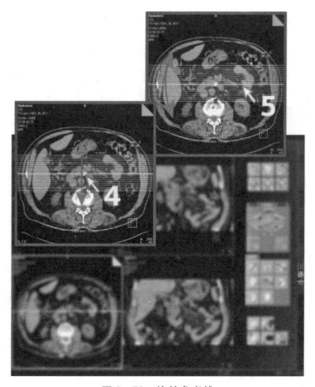

图 3-53　旋转参考线

（7）点击保存 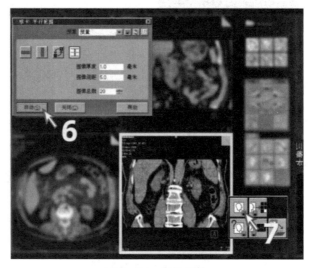或另存为 （图 3-54）。

图 3-54　保存图像

5. 更改显示模式

（1）切换为可改变层厚的 MPR：点击需要改变输出类型的像格，点击类型子任务卡中的 MPR 厚图标，右键点击 MPR 厚图标，在对话框三维卡的 MPR 厚重输入图像厚度，点击"设置为预置值"按钮将输入的图像层厚设置为默认值，点击"确定"确认（图 3-55）。

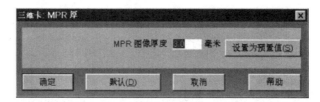

图 3-55　将图像切换为可改变层厚的 MPR

通过在主菜单选择类型＞Min-IP，可以切换到 Min-IP。

（2）切换为表面遮盖显示（SSD）：选择一个图像作为参考图像，点击类型子任务卡中的 SSD 图标。右键点击 SSD 图标打开 SSD 定义对话框，在输入区域输入新阈值，然后点击 高质量(H) 键（图 3-56）。

（3）定义 MIP 层厚（薄 MIP）：选择一个参考像格，并滚动断层直至所需的位置，点击类型子任务卡中的 MIP 薄图标，右击该图标打开 MIP 薄对话框，输入图像厚度，或点击"设置为预置值"按钮，点"确定"确认（图 3-57）。

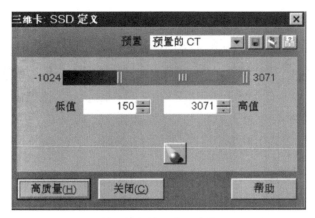

图 3-56 将图像切换为表面遮盖显示(SSD)

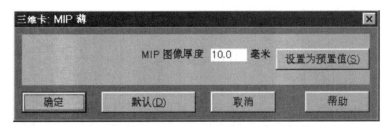

图 3-57 定义 MIP 层厚

（4）定义 VRT 层厚：选择一个参考像格，并改变图像显示直到达到要求，点击类型子任务卡中的 VRT 薄图标 ，右键点击类型子任务卡中的 VRT 薄图标，打开三维卡：VRT 薄对话框，输入图像厚度或点击"设置为预置值"按钮，点"确定"确认（图 3-58）。

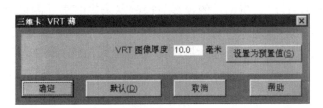

图 3-58 定义 VRT 层厚

实验讨论 >>>

1. 如何进行三维图像的重建和显示？请说明主要的步骤。
2. CT 的图像后处理技术有哪几种？

（黄　干　唐智贤）

实验八　血管、骨骼、组织器官三维重建

实验目的 >>>

掌握血管、骨骼、组织器官的三维重建。

实验器材 >>>

(1) 西门子 CT Smile 图像处理工作站 1 台。

(2) 西门子 CT Smile 软件 1 套。

实验原理 >>>

1. 滤波反投影法　滤波反投影法采用先修正、后反投影的做法,同样可得到原始的密度函数。其基本方法是:在某一投影角下取得了投影函数(一维函数)后,对此一维投影函数作滤波处理,得到一个经过修正的投影函数;然后再将此修正后的投影函数做反投影运算,得到所需的密度函数。具体推导过程见本章的实验二和实验三。

2. 迭代重建　对于某个重建视角,算法首先会估计待检测物体的"前向投影",但此时的估计存在较大的误差;随后,将估计的投影与探测器采集的实际测量值进行比较检验,根据误差对当前估计得到的图像进行校正,再将校正后的图像代入模型进行下一次投影的估计,并重新进行校正;反复迭代上述步骤直至误差降到最低;最终修正的图像即为重建图像。

实验步骤 >>>

1. 定义 VRT 层厚　使用患者列表键(Patient List),显示列表窗口,选择一个序列断层图像,在重建子任务卡上检查默认参数,并在必要时更正参数(图 3 - 59)。

2. 进行三维重建操作　在检查部位一栏选择要重建的部位,点击"重建",开始重建当前所选的采集序列。

实验讨论 >>>

(1) 简述 CT 图像进行三维重建的重要性。

(2) 通过查阅其他资料,简述三维重建在其他临床方面的应用。

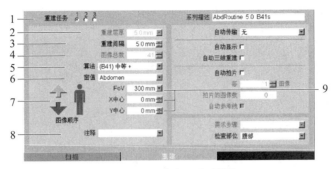

图 3-59 定义 VRT 层厚

注:1.选择重建作业和系列说明;2.重建后的断层厚度;3.重建增量
(只适用于螺旋扫描);4.图像数量;5.卷积核;6.器官专用窗值;7.图像
顺序;8.重建专用的图像注释;9.FOV 的相关参数。

（黄　干　唐智贤）

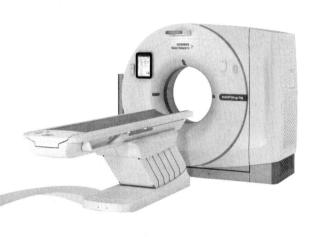

第四章

CT 质量保证与控制实验

实验一 CT 日常校准与维护

实验目的 »

熟悉 CT 日常校准与维护的内容,养成规范操作习惯。

实验原理 »

CT 设备是精密的医疗成像系统,密度分辨力高,甚至可区分千分之四的物质密度差异。但环境变化或不当使用会导致成像精度显著下降。为了达到理想的图像质量,需要对 CT 设备进行定期校准与维护。合理的维护可以显著延长 X 线管等昂贵部件的使用寿命,进而降低 CT 设备的使用成本。在成熟的商业 CT 中,都已经集成了 CT 自动校准程序。虽然每个厂商的实现方式各不相同,但是自动校准程序基本相似,主要包括如下。

1. X 线管预热 在 CT 系统处于关机状态时,各个部件处于常温状态。当 CT 系统工作一段时间以后,各个部件的温度将会不同程度地上升。其中温度上升最高的 X 线管,其焦点温度会达到 2 600℃,焦点轨迹温度将达到 2 000℃,而阳极靶盘的温度也可以高达 1 200℃。在实际应用中,如果 X 线管直接从 20℃ 左右室温急速上升到工作温度,那么将降低 X 线管寿命。长时间工作在这种模式下的 X 线管极易老化,导致焦点轨迹的变形,甚至发生阳极靶盘破裂。为了让 X 线管平稳地从常温状态过渡至工作状态,可以通过一系列低剂量扫描将处于常温的 X 线管加热到工作温度。

2. 坏通道检测 每个探测器由数万个独立的探测器通道组成,每个探测器通道都需要将 X 线信号转化成可见光,进而转化成电信号,再通过数字化成为计算机可以处理的数字信号。任何一个坏通道都可以在图像上形成严重的伪影,影响图像质量。为了修正坏通道,需要将坏通道屏蔽或更换。由于坏通道的信号与相邻的通道信号在绝对信号值以及噪声特性上有显著差异,因而通过特定扫描后的信号比较,可以准确地识别出坏通道。

3. 空气标定 CT 系统是一个精密的成像系统,但是探测器数万个独立探测器通道的响应会随着时间和环境的改变而产生缓慢的变化。图 4-1 显示当部分探测器通道产生 1% 的额外增益后,可在水模中清晰地看到由此带

图 4-1 探测器带来的伪影

来的伪影。为了消除这种伪影,可以通过采集一组扫描域中没有任何物体的数据,记录每个探测器通道此时的信号值,从而在实际患者扫描中,将探测器通道的增益抵消。

实验器材 ➤➤

CT机1台。

实验步骤 ➤➤

(1) 检查CT室的温、湿度,如果不在CT设备工作范围内,则打开空调或除湿机(加湿机),等待环境温、湿度达到CT工作条件。

(2) 按照开机顺序打开配电柜电源和CT电源开关来启动CT系统。

(3) 等待CT设备进入稳定状态后,进入开机自检程序,启动该程序,确认CT室内没有人员后关闭检查室门,然后根据提示按下曝光键。

(4) 观察开机自检程序的每个步骤,并记录下每个步骤花费的时间和使用的参数。

(5) 填写设备操作手册,记录开机时间、自检程序结束时间、环境温度与湿度。如果自检过程中发生问题,记下发生问题的时间和报错信息。

实验讨论 ➤➤

(1) 自检程序应该安排在什么时间段进行?

(2) 如果设备24小时不关机是否需要启动自检程序?

(李涛涛)

实验二 CT 剂量指数测量

实验目的 ▶▶

(1) 熟悉 CT 剂量指数(CT dose index，CTDI)的基本概念与检测方法。

(2) 掌握各项扫描参数对 CT 剂量指数的影响，了解 CT 剂量质控检测流程。

实验原理 ▶▶

1. $CTDI_{100}$ 定义的演变 $CTDI_\infty$ 是 CTDI 在理想情况下的定义。$CTDI_\infty$ 包括了在无限大范围内的散射辐射。这样的定义没有任何近似，但是对于实际测量来说是不可能实现的。

$$CTDI_\infty \equiv \int_{-\infty}^{+\infty} \frac{D(z)}{N \times T} dz \qquad 公式(4-1)$$

$CTDI_{100}$ 在国际电工委员会(international electrotechnical commission，IEC)标准 60601-2-44 第二版定义为：

$$CTDI_{100} \equiv \int_{-50\,mm}^{+50\,mm} \frac{D(z)}{N \times T} dz \qquad 公式(4-2)$$

约定积分长度为 100 mm，是为了在比较不同扫描条件下的剂量时能有一个统一的标准。100 mm 是一个固定的概念性数值，其用于实际临床应用中的各种参数的扫描，同时也让实际测量变得容易进行。

为了适应 CT 技术的发展，IEC 第三版定义了针对宽射线积分长度＞100 mm 的 $CTDI_{100}$。这一特殊的定义避免了当 $N \times T$＞100 mm 时出现剂量指数显著下降的现象（$N \times T$ 约为扫描中心位置 z 方向上的射线宽度）。更新后的定义为：

$$CTDI_{100} \equiv \int_{-50\,mm}^{+50\,mm} \frac{D(z)}{\min\{N \times T,\ 100\ mm\}} dz \qquad 公式(4-3)$$

第三版的定义虽然消除了 $CTDI_{100}$ 在 $N \times T$＞100 mm 时的非物理性衰减，但是在该定义下的 $CTDI_{100}$ 随着射线宽度增加依然存在奇异点，如图 4-2 所示。图中横坐标为射线宽度，纵坐标为加权 $CTDI_{100}$(即 $CTDI_w$)与 $CTDI_\infty$ 的百分比值。可见定义的 $CTDI_{100}$ 会随射线宽度产生复杂的变化，这会使剂量相关的质量监控和基于剂量长度积(dose length product，DLP）的有效剂量估计产生不一致的结果。例如，用 $N \times T = 20$ mm 的准直宽度完成一个范围＞160 mm 的螺旋（或序列）扫描，按照第三版的定义估算的容积剂量指数 $CTDI_{vol}$ 和 DLP 会小于用 $N \times T = 160$ mm 的锥形束完成同样扫描范围的不动床扫描。

图 4-2 中的定量数值是在 120 kV 下 320 mm 直径 PMMA 模体中的测量结果以及蒙特卡洛模拟结果（100% z 方向几何效率）。3 组曲线分别代表不同的定义（如箭头所示分别为 IEC 第二版、IEC 第三版以及第三版修订版），其中实线代表长模体（500 mm）中的结果，虚线代表短模体（150 mm）中的结果。

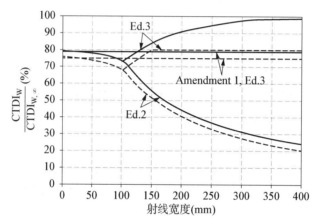

图 4-2　CTDI_w 与 z 方向射线宽度的关系

IEC 第三版修订版（203.3.203）正式重新定义了 $CTDI_{100}$：
当 $N \times T \leqslant 40$ mm 时：

$$CTDI_{100} \equiv \int_{-50\,mm}^{+50\,mm} \frac{D(z)}{N \times T} dz \qquad 公式（4-4）$$

当 $N \times T > 40$ mm 时：

$$CTDI_{100} \equiv \int_{-50\,mm}^{+50\,mm} \frac{D_{Ref}(z)}{(N \times T)_{Ref}} dz \times \frac{CTDI_{free\,air,\,N \times T}}{CTDI_{free\,air,\,Ref}} \qquad 公式（4-5）$$

"Ref"角标代表特别选择的参考准直宽度 $N \times T$。一般会选择 $\leqslant 20$ mm 的准直宽度作为参考。本质上，如果不要求模体的长度，新的定义在概念上相当于在扫描模体时在中心 100 mm 范围内辐射剂量与准直宽度无关，仅正比于入射到模体的辐射总量。

图 4-2 中可以看到，在相当长的辐射宽度范围内，新定义下的中心和周围 $CTDI_{100}$ 与 $CTDI_{\infty}$ 的比值大约恒定不变，也就是 $CTDI_w$ 与 $CTDI_{w,\,\infty}$ 的比值大约恒定不变，从而避免了第二版中的不一致现象，消除了宽束情况下 $CTDI_{100}$ 的复杂变化。

2. $CTDI_{free\,air}$ 的测量　由于没有任何散射介质，它可以描绘通过准直器射出的光束特性、固有滤过、中心滤过以及过度辐照和半影区对剂量的影响。为了测量 $CTDI_{free\,air}$，需要对 z 方向上的剂量分布曲线在整个范围内求积分。为了确保整个分布曲线都能被包含在内，积分长度（L）应大于准直宽度至少 40 mm。

一种测量 $CTDI_{free\ air}$ 的方法是将辐射探测器（如电离室）放置于 CT 扫描旋转轴线上，并借助病床穿过扫描中心涵盖整个积分范围。具体步骤如下：

（1）将电离室固定在一个尽可能低衰减的支架上，如木棒或塑料棒。

（2）将支架通过一个承重的立柱固定在病床上，或者用其他方法使电离室能够随着病床移动。电离室的探测范围应距离病床的边缘大于积分长度的一半，以确保测量中病床不会影响主辐射束。

（3）确保电离室的中心位于 CT 扫描中心，并且与 z 轴重合。设定此时病床位置为 0。

（4）利用病床将电离室向沿 z 方向移动 X mm，X＝(L－W)/2，其中 L 为积分长度、W 为电离室长度。

（5）用期望的参数进行一次轴向扫描并记录本次曝光数值。

（6）沿 z 轴正方向进床，距离等于电离室长度。

（7）重复上述两步，共进行 Y 次曝光，直至涵盖全部积分范围。Y＝trunc(L/W)＋1。

（8）将 Y 次曝光结果累加。

3. $CTDI_w$ 的测量　16 cm 和 32 cm 的 PMMA 圆柱模体分别用来模拟头部和体部的大小进行 $CTDI_w$ 的测量。模体摆放与扫描中心，z 方向上使模体中心刻度线与激光定位线重合。A、B、C、D、E 5 个位置分别对应中心、上、下、左、右。测量其中一个位置时，其他 4 个位置要用 PMMA 棒填充。$CTDI_w$ 为 1/3 中心和 2/3 周围（4 个位置的平均值）的加权值。

实验器材

（1）CT 机 1 台。

（2）CTDI 体模（16 cm 和 32 cm）及剂量仪。

实验步骤

1. 测量空气中的 CT 剂量指数，验证扫描参数对剂量的影响

（1）将剂量仪探头置于扫描中心，可以通过激光定位灯，再通过重建图像验证与微调。

（2）选择典型头部模式扫描参数曝光并测量，计算 $CTDI_{free\ air}$。

（3）将 CTDI 体模（16 cm）置于扫描中心，可以通过激光定位灯，再通过重建图像验证与微调。

（4）选择典型头部模式扫描参数曝光并测量，计算 $CTDI_{100}$ 和 $CTDI_w$。

（5）将 CTDI 体模（32 cm）置于扫描中心，可以通过激光定位灯，再通过重建图像验证与微调。

（6）选择典型体部模式扫描参数曝光并测量，计算 $CTDI_{100}$ 和 $CTDI_w$。

2. 探索剂量仪摆放位置对 $CTDI_{free\ air}$ 测量结果的影响

（1）完成 $CTDI_{free\ air}$ 的测量后，保持扫描参数不变，偏离扫描中心 5 cm，观察前后的剂量变化。

（2）完成 $CTDI_{free\ air}$ 的测量后，保持扫描参数不变，将探头中心刻度线偏离激光定位灯 2 cm，观察前后的剂量变化。

3. 测量头/体模体中的 CT 剂量指数

(1) 将 CTDI 体模(16 cm)置于扫描中心,可以通过激光定位灯粗调,再通过重建图像验证与微调。

(2) 选择典型头部模式扫描参数曝光并记录测量结果,计算 $CTDI_{100}$ 和 $CTDI_w$。

(3) 将 CTDI 体膜(32 cm)置于扫描中心,可以通过激光定位灯粗调,再通过重建图像验证与微调。

(4) 选择典型体部模式扫描参数曝光并记录测量结果,计算 $CTDI_{100}$ 和 $CTDI_w$。

4. 探索模体摆放位置对 $CTDI_w$ 测量结果的影响

(1) 完成体部 $CTDI_{100}$ 的测量后,保持扫描参数不变,将体模向上偏心 5 cm,观察 5 个位置的剂量变化,并计算 $CTDI_w$ 前后的变化。

(2) 完成体部 $CTDI_{100}$ 的测量后,保持扫描参数不变,将探头中心刻度线偏离激光定位灯 2 cm,观察前后中心位置的剂量变化(表 4-1)。

表 4-1　CTDI 测试数据记录

实验数据记录	$CTDI_{free\ air}$		典型头部扫描模式的扫描参数记录:
	测量值 (mGy·cm)	$CTDI_{free\ air}$ (mGy/100 mAs)	
典型头部扫描模式			
管电压=(　　)kV		—	
管电流=(　　)mA		—	典型体部扫描模式的扫描参数记录:
旋转时间=(　　)s		—	
准直宽度=(　　)mm		—	
剂量仪偏心 5 cm		—	
中心刻度线偏移 2 cm		—	

	$CTDI_{100}$(头部)					
	A	B	C	D	E	$CTDI_w$
测量值						—
$CTDI_{100}$(mGy/100 mAs)						

	$CTDI_{100}$(体部)					
	A	B	C	D	E	$CTDI_w$
测量值						—
$CTDI_{100}$(mGy/100 mAs)						
体模偏心 5 cm						
中心刻度线偏移 2 cm						

实验讨论 >>>

（1）哪些扫描参数会影响剂量？它们是如何影响剂量的？

（2）剂量仪的偏心放置和模体的偏心放置为何会对结果产生影响？

（3）剂量仪和模体在 z 方向上偏移,对哪项测量影响更大,$CTDI_{free\ air}$ 还是 $CTDI_{100}$（A）？为什么？

（叶硕奇）

实验三　CT 图像质量控制

◇

实验目的 ▶▶▶

（1）熟悉 CT 主要成像质量指标的基本概念和检测方法。

（2）掌握各项扫描参数和重建参数对 CT 成像质量的影响。

（3）了解 CT 图像质控检测流程。

实验原理 ▶▶▶

1. CT 图像噪声　CT 图像噪声表示的是在均匀物质图像中，某一感兴趣区域（ROI）内 CT 值偏离平均值的程度。噪声由 ROI 内各像素点 CT 值的标准偏差来度量。对于同一扫描物体，图像噪声主要受 X 线剂量、重建层厚以及重建算法的影响。

根据 IEC 第三版修订版，噪声通过测量均匀水模中心 ROI 内 CT 值的标准偏差来获得。ROI 直径为模体直径的 40%。

2. CT 水值和均一性　根据定义，CT 水值为 0。在实际检测时，IEC 第三版修订版规定水值由水模图像中 ROI 内 CT 值的平均值表示。ROI 直径取模体直径的 10%。

均一性反映的则是在图像中不同位置上，均匀介质的 CT 值一致性。IEC 第三版修订版规定，选取模体图像中心 ROI 的 CT 值为参考值，则时钟 3、6、9 和 12 点方向靠近模体边缘的 4 个 ROI 的 CT 值与参考值之差即表示图像均一性。ROI 直径取模体直径的 10%。

3. 重建层厚　重建层厚指的是重建图像沿 z 方向的层灵敏度曲线（slice sensitivity profile，SSP）的半峰值全宽。通常重建层厚可以通过测量浅倾角的金属斜面（如铝片）在体层平面内投影的半峰值全宽来获得（图 4-3）。

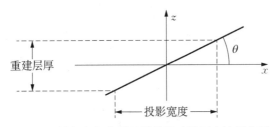

图 4-3　浅倾角切片斜面测量重建层厚方法示意图

4. **定位光精度**　定位光精度表示的是定位光指示 z 方向扫描位置的准确程度。定位光精度可以通过扫描模体顶部开槽的图像间接检测(图 4-4)。

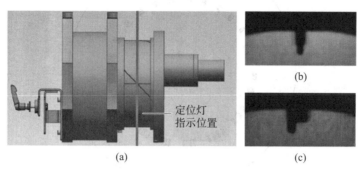

定位灯
指示位置

图 4-4　定位光精度测试图

注:(a)测试模体示意图:在模体顶部分别沿 z 方向和与 z 方向成一定夹角方向开细槽,定位光指示位置为两槽交汇处;(b)定位灯指示准确时图像;(c)定位光指示位置存在偏差时图像。

5. **高对比度分辨力**　又称空间分辨力,表示的是在观察目标与背景对比度较高的情况下,对微小目标或距离相近物体的分辨能力。目前高对比分辨力多由调制传递函数(modulation transfer function,MTF)曲线来描述。通常先通过扫描均匀背景(如空气)中的高吸收微小物体(如金属丝)获取点扩展函数(point spread function,PSF),再计算 PSF 的傅立叶变换幅值便可得到系统的 MTF 曲线。一般取 MTF 曲线上幅值为 50% 和 10% 时所对应的频率来表示高对比分辨力。

除了计算 MTF 曲线,还可以扫描不同密集程度相间排列的金属线对,通过可分辨的最密集的线对数来衡量高对比度分辨力。图 4-5 给出了可分辨和不可分辨情况下的例子,可以直观地看出视觉差异与 CT 值的对应关系。其中蓝线和红线分别为沿水平和竖直方向 CT 值的变化。实际测量中通常采用包含不同密集程度线对的模体(例如 CATPHAN 线对模块,图 4-6),以能分辨的最密集的线对数作为最终结果。

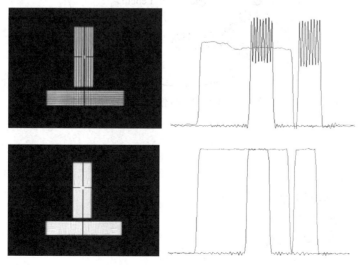

图 4-5　线对的分辨示意图

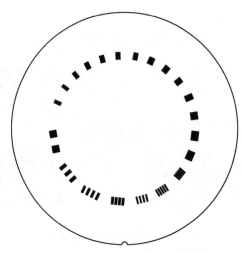

图 4 - 6　CATPHAN 高对比度模块

6. 低对比度分辨力　低对比度分辨力表示的是在观察目标与背景 CT 值比较接近，即对比度较低的情况下，对观察目标的分辨能力。目前低对比度分辨力多由能够分辨出特定对比度和尺寸的观察目标的最小剂量来衡量。常用的模体有 CATPHAN 的低对比度模块（图 4 - 7）。

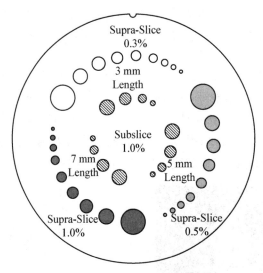

图 4 - 7　CATPHAN 低对比度模块

实验器材 ▶▶

（1）CT 机 1 台。

（2）20 cm 直径水模 1 个。

（3）MTF 测试模体 1 个。

（4）重建层厚测试模体 1 个。

（5）定位光精度测试模体1个。

（6）CATPHAN模体1个。

实验步骤 ▶▶▶

1. 检测前准备

（1）准备好所需模体及相应支架。

（2）按规定程序开启被测CT机。

（3）完成CT机自检流程。

2. CT图像噪声检测

（1）利用定位灯指示，将20 cm水模部分置于扫描中心。

（2）选择典型头部的CT运行条件扫描模体，重建图像并按照IEC第三版修订版描述方法测量图像噪声，作为参考值。

（3）新建重建任务，改变重建层厚为最小可选层厚，重建图像并测量图像噪声，与参考值比较。

（4）新建重建任务，改变卷积核为最锐利卷积核，重建图像并测量图像噪声，与参考值比较。

（5）重复第一次扫描任务，改变管电流为原来的一半，扫描并重建图像，测量图像噪声，与参考值比较。

（6）重复第一次扫描任务，改变管电压为最小可选电压，曝光并重建图像，测量图像噪声，与参考值比较。

3. CT水值和均一性检测

（1）利用定位灯指示，将20 cm水模部分置于扫描平面中心。

（2）选择典型体部的CT运行条件扫描模体，重建图像并按照IEC第三版修订版描述方法测量水值及均一性。

4. 重建层厚检测

（1）利用定位灯指示，将重建层厚测试模体置于扫描中心。

（2）选择典型头部的CT运行条件扫描模体，重建图像并按照IEC第三版修订版描述方法测量重建层厚。

5. 定位光精度检测

（1）利用定位灯指示，将定位光精度测试模体置于扫描中心。

（2）选择典型头部的CT运行条件扫描模体，重建图像并观察定位灯指示位置是否准确。

6. 高对比度分辨力检测

（1）利用定位灯指示，将MTF测试模体置于扫描中心。

（2）选择典型体部的CT运行条件扫描模体，用CT软件自带程序计算MTF曲线，并记录MTF曲线上幅值为50%和10%时所对应的线对数。

（3）利用定位灯指示，将CATPHAN模体的高对比分辨测试模块置于扫描中心。

（4）选择典型体部的CT运行条件扫描模体并重建图像，观察并记录可分辨的最密集的金属线对组在模体说明书中对应的线对数。

7. 低对比度分辨力检测

（1）利用定位灯指示，将CATPHAN模体的低对比分辨测试模块置于扫描中心。然后将床的高度上升2 cm。

（2）选择典型体部的CT运行条件扫描模体，选取最大层厚、最平滑卷积核进行图像重建，观察并记录在对比水平为0.3%（3 HU）下可分辨物体的最小直径。

（3）新建重建任务，改变重建层厚为最小可选层厚，重建图像并记录在对比水平为0.3%（3 HU）下可分辨物体的最小直径。

（4）新建重建任务，改变卷积核为最锐利卷积核，重建图像并记录在对比水平为0.3%（3 HU）下可分辨物体的最小直径。

（5）重复上一次扫描任务，改变管电流为典型体部CT运行条件的一半，扫描并重建图像，观察并记录在对比水平为0.3%（3 HU）下可分辨物体的最小直径。

（6）重复上一次扫描任务，改变管电压为最小可选电压，扫描并重建图像，观察并记录在对比水平为0.3%（3 HU）下可分辨物体的最小直径。

CT图像质量测试结果记录见表4-2。

表4-2 CT图像质量测试数据记录

检测项目	测试模式	测试结果
CT图像噪声	典型头部CT运行条件	_____ HU
	最小重建层厚模式	_____ HU
	最锐利卷积核模式	_____ HU
	电流减半模式	_____ HU
	最小电压模式	_____ HU
CT水值和均一性	模体中心ROI	_____ HU
	3点钟方向ROI	_____ HU，与中心ROI差值：_____ HU
	6点钟方向ROI	_____ HU，与中心ROI差值：_____ HU
	9点钟方向ROI	_____ HU，与中心ROI差值：_____ HU
	15点钟方向ROI	_____ HU，与中心ROI差值：_____ HU
低对比度分辨力	典型体部CT运行条件	_____ mm
	用户手册宣称剂量模式	_____ mm
高对比度分辨力	MTF曲线法	典型体部： 50%：_____ lp/cm 10%：_____ lp/cm
	线对法	_____ lp/cm
重建层厚	典型头部CT运行条件	层厚：_____ mm

实验讨论 >>>

（1）影响 CT 图像噪声的扫描参数和重建参数分别有哪些？它们各自如何影响噪声？

（2）影响低对比度分辨力的扫描参数和重建参数分别有哪些？它们各自如何影响低对比度分辨力？

（3）在重建层厚检测中，重建层厚(d)与图像中测得的金属斜面投影宽度(w)及斜面倾角(θ)是什么关系？

（4）在定位光精度检测中，若扫得图像的样式正如图 4-4(c)，那么说明实际被扫描的位置在图 4-4(a)中定位灯指示位置的左侧还是右侧？

（蔡晓鹭）

实验四　常见CT伪影表现和成因分析

实 验 目 的 ▶▶▶

（1）了解常见CT伪影类型及其解决方法。

（2）熟悉常见伪影的形成原因。

（3）掌握常见伪影的表现形式。

实 验 原 理 ▶▶▶

　　与其他很多成像系统一样,CT成像也受到噪声的干扰。在CT图像上非真实的阴影或干扰称为伪影。深入了解CT成像过程中受到的各种干扰以及各种干扰在CT图像上的表现,有助于在CT图像的处理过程中消除伪影的影响,提高图像质量。CT伪影和噪声是评价CT成像质量的重要指标,本实验对其影响进行分析,以最大程度地减少两者对CT图像的影响。

　　有些伪影与机器性能有关,是由于设备运行的不稳定所造成的,如采样系统温度改变,使探测器或电子线路性能改变,会引起各种伪影,如探测器性能和投影误差等可导致环状或直线状伪影。

　　由于受检者原因引起的伪影是另一种常见情况。如在医疗诊断中经常遇到被检测物体中含金属物质,或是其他吸收系数很高的物质,导致投影数据出现了跃变,重建后的图像就会包含明暗相间的金属伪影。

实 验 步 骤 ▶▶▶

　　（1）运行"数据采集与图像重建仿真实验仪"主界面,点击选择CT模块。

　　（2）打开"Pen Beam Scan Mode"扫描界面,保持其他参数不变,勾选"Invalid Detector No.",设置为70,选择样品6,进行扫描与图像重建(图4-8)。

　　（3）关闭"Pen Beam Scan Mode"界面,在"Fan Beam Scan Mode"扫描界面保持其他参数不变,勾选"Invalid Detector No.",设置为70,选择样品6,进行扫描与图像重建(图4-9)。

　　（4）在"Pen Beam Scan Mode"扫描界面保持其他参数不变,选择"人体头部样品"减小和增大"探测器损坏","通道号"分别至36和72,请将结果保存为相应的文件名"通道36损坏"和"通道72损坏"。

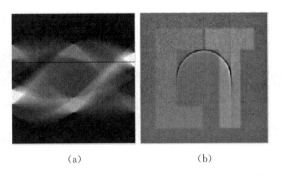

（a）　　　　　　　　（b）

图4-8　探测器通道损坏对正弦图与成像结果的影响

注：（a）正弦图；（b）重建图像。

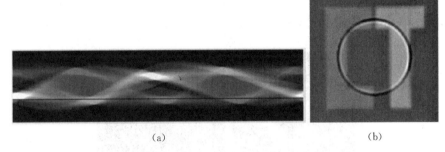

（a）　　　　　　　　（b）

图4-9　探测器通道损坏对正弦图与成像结果的影响

注：（a）正弦图；（b）重建图像。

（5）在"Fan Beam Scan Mode"扫描界面保持其他参数不变，勾选"DAS Gain Unstable No."，设置60，选择样品6，进行扫描与图像重建（图4-10）。

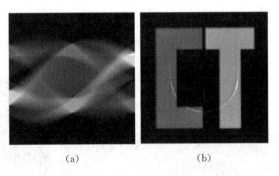

（a）　　　　　　　　（b）

图4-10　DAS增益不稳对正弦图与成像结果的影响

注：（a）正弦图；（b）重建图像。

（6）关闭"Pen Beam Scan Mode"界面，在"Fan Beam Scan Mode"界面保持其他参数不变，选择样品6，勾选"DAS Gain Unstable No."，设置60，进行扫描与图像重建（图4-11）。

（7）分别在"Pen Beam Scan Mode"界面与"Fan Beam Scan Mode"界面，保持其他参数不变，选择"人体头部样品"，减小和增大"DAS增益不稳，通道号"分别至36和72，请将结果保存为相应的文件名"通道36不稳"和"通道72不稳"。

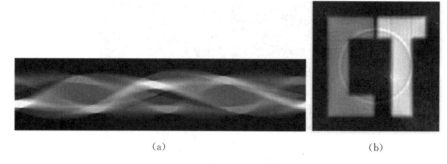

图 4-11　DAS 增益不稳对正弦图与成像结果的影响

注:(a)正弦图;(b)重建图像。

　　(8) 在"Pen Beam Scan Mode"界面,保持其他参数不变,勾选"Metal in Position(x, y)",设置 60,60,选择样品 6,进行扫描与图像重建(图 4-12)。

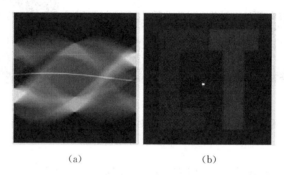

图 4-12　金属异物对正弦图与成像结果的影响

注:(a)正弦图;(b)重建图像。

　　(9) 关闭"Pen Beam Scan Mode"界面,在"Fan Beam Scan Mode"界面保持其他参数不变,选择样品 6,勾选"Metal in Position(x, y)",设置 60,60,进行扫描与图像重建(图 4-13)。

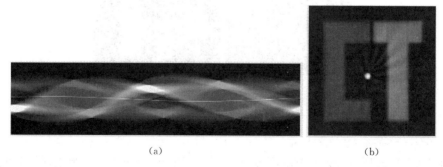

图 4-13　金属异物对正弦图与成像结果的影响

注:(a)正弦图;(b)重建图像。

　　(10) 在"Pen Beam Scan Mode"界面保持其他参数不变,选择"人体头部样品"改变金属异物坐标位置(注意不要超出图像范围),请将结果保存为相应的文件名"金属异物(x, y)"

命名(注意 x , y 为对应坐标值)。

(11) 在"Pen Beam Scan Mode"扫描界面,保持其他参数不变,选择样品7,勾选"Tube Charge on Time(Angle)",设置64,进行扫描与图像重建(图4-14)。

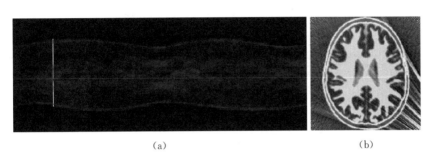

(a)   (b)

图4-14 球管打火对正弦图与成像结果的影响

注:(a)正弦图;(b)重建图像。

(12) 分别在"Pen Beam Scan Mode"界面与"Fan Beam Scan Mode"界面,保持其他参数不变,选择样品7,任意改变球管打火时刻(角度),请将结果命名为"球管打火(角度)"。

实验讨论 ▶▶▶

(1) 与正常情况下相比,笔形束与扇形束正弦图与重建图像都发生了什么变化,请分析原因? 重建图像伪影只有半圆,而扇形束为整圆,请分析这是什么原因? 在没有配件更换的情况下,如何处理可以保证设备正常成像?

(2) 对比DAS增益不稳和通道损坏2种情况,发现探测器坏道中的类似现象,但环状效果和通道损坏情况有区别,试从DAS增益角度来分析现象。

(3) 金属异物存在时,正弦图与重建图像相对正常情况有什么变化? 对比笔形束与扇形束重建,两者正弦图与重建图像有何区别?

(4) 球管打火时在正弦图中出现了一条竖直方向的白色亮线,代表球管打火的位置,请从理论分析原因;重建图像里可以看到一些条状伪影,请分析原因。

(武 杰 夏 天)

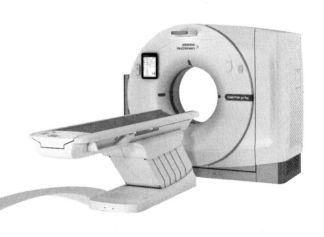

第五章

CT 故障分析与检修实验

实验一 CT功能模块(子系统)及其常见故障类型

实验目的 >>>

(1) 认识CT主要部件以及功能模块(子系统)。

(2) 描述每个功能模块的主要组成部件。

实验原理 >>>

(1) CT作为大型医疗影像设备,构成较为复杂,部件数量多。按照其功能大致可以分为如下功能模块或子系统(每个CT厂商会存在差异)(图5-1)。

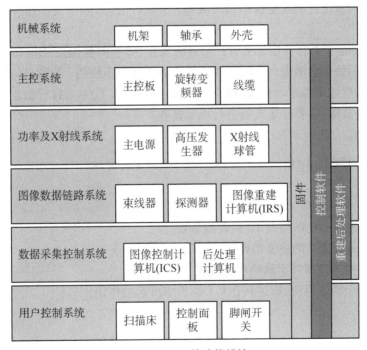

图5-1 CT的功能模块

1) 机械系统。

2）主控系统。

3）功率及X射线系统。

4）（图像）数据链路系统。

5）数据采集控制系统。

6）扫描床及用户控制系统。

7）固件。

8）控制软件。

9）重建及后处理软件。

（2）每一个功能模块或子系统又由若干个部件组成。例如：在功率及X射线系统中，包含滑环、高压发生器、X射线球管以及球管冷却单元；图像数据链路则由准直器、探测器、图像重建计算机以及滑环传输-接收天线组成。CT系统能够扫描并获得具有临床价值的图像，与这些功能块以及部件的正常运转分不开。当某一功能块或某一部件的功能发生偏差时，CT系统即表现为功能异常。此时，临床使用者应立即停止使用，并呼叫具备专业技能的CT服务工程师进行故障排查。待CT服务工程师排查确认后，方可恢复临床功能。

（3）CT常见的故障，可以按照如下方式进行分类。

1）按照发生的功能模块来分：①机械故障，如轴承损坏、螺丝松脱；②电源系统故障，如CT机架无法上电开机；③X射线扫描故障，如高压发生器无法正常输出、球管旋转阳极轴承卡死；④数据链路系统故障，如准直器零位检查报错、图像伪影；⑤控制系统故障，如系统无法加载固件、系统控制安全保护回路故障；⑥软件故障，如系统操作界面无法载入、扫描界面崩溃等。

2）按照故障是否可自行恢复来分：①系统警告，如暂时性温度超标，不会造成系统故障，待条件恢复后警告会消失。此时应提醒使用者需要谨慎使用；②可自行恢复故障，如控制系统的通信随机性不稳定，可以通过重启系统进行恢复；③不可自行恢复故障，如机械故障或者高压系统故障，需要专业人员进行故障排查。

实验器材 ≫

西门子双排CT机1台。

实验步骤 ≫

（1）在CT关机断电的情况下，拆开前后盖。

（2）识别并描述CT的主要部件。

（3）识别并描述该部件所属的功能模块。

（4）对每一个功能模块，描述其在CT运行中所起的作用。

实验讨论 ≫

在所有CT故障类型中，哪些类型的故障会带来安全隐患？

（朱家鹏　李涛涛）

实验二　CT故障代码的组成和分析

◆

实验目的 ▶▶▶

（1）理解为什么要设置故障代码。

（2）了解故障代码的组成。

（3）学会读懂故障代码。

实验原理 ▶▶▶

（1）CT作为较为复杂的医疗器械，在设计的寿命期间难免会发生故障。一般来说，CT的机械故障比较容易发现，如轴承损坏可以通过转动转盘时发出的异常响声来判别。而对于电子、电气设备发生的故障，则不容易定位和排查，因此需要借助CT控制系统以及控制计算机产生的错误日志和故障代码进行分析。而往往这类故障和错误，占据CT主要故障类型的大多数。对于CT专业服务和检修人员，CT故障的分析流程一般可以总结如下。

1）发现并识别故障。

2）读取故障代码，初步判断可能的故障原因和位置（部件）。

3）尝试通过重启系统或者重置该部件，观察故障是否复现。如果故障复现，需要做进一步故障排查；如果故障消失，机器重新进入正常状态，则故障属于随机故障或者偶发性故障，需要持续观察。

4）如果故障无法通过重启系统或者重置部件进行解决，需要故障排查指导书进行排查。如果涉及电子、电气部件的排查，需按照接线图，逐点进行故障的排查。

5）明确故障部件后，按照厂家给出的部件更换指导书进行部件的更换。

6）针对新换部件，按照厂家给出的指导书执行相应的校准和调试流程，如有必要，需要进行验收测试。测试结束后，方可移交给临床使用。

（2）CT在正常待机、正常运行期间，都会产生工作日志（log）。当CT系统故障时，除了产生工作日志，还会产生特有的故障代码（error code）。该故障代码由CT研发工程师在产品开发时预先编写好，当特定故障发生时会触发该故障代码。故障代码最初由发生故障的部件或者功能块产生，经由控制系统以及通信链路，最终传递到控制计算机上，供检修人员阅读。故障代码一般由以下部分组成：

1）故障发生时间。

2）故障发生的部件或者功能模块。

3）故障代码。

4）故障描述文本。

5）建议的措施。

故障发生时,系统会在运行日志中产生故障代码。有经验的服务工程师或检修人员能够快速从运行日志中找到关键的故障代码,并且围绕故障代码产生的时间范围,结合前后的运行日志,判断故障代码产生的条件,以及受影响的其他部件和功能,根据发生的频次,进一步缩小故障排查的范围。

实 验 器 材 ▶▶

西门子双排 CT 机 1 台。

实 验 步 骤 ▶▶

1. 进入软件"服务界面" 在主界面中,选择"Options"选项卡,进入"Service"→"Local Service"选项(图 5 - 2)。

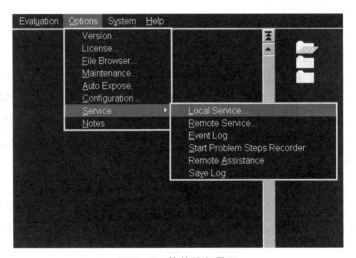

图 5 - 2 软件服务界面

弹出的界面要求输入"服务密钥(Service Key)"(图 5 - 3)。

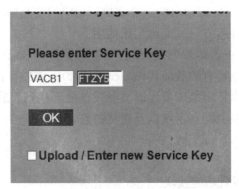

图 5 - 3 服务密钥界面

2. 进入运行日志界面　输入服务密钥进入了服务功能界面。该界面不同于日常用于临床使用的界面。在服务功能界面中,集成了系统的配置、校准、质检等非临床相关的功能。此外,还提供了系统信息、系统状态、运行日志以及帮助文档等功能(图5-4)。

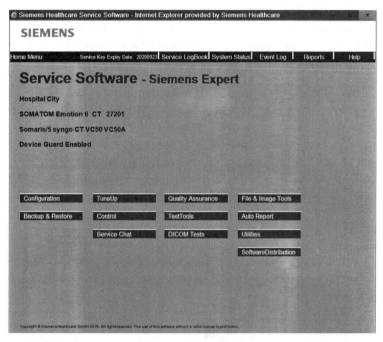

图5-4　服务功能界面

点击上方的"EventLog"选项卡,进入系统的运行日志界面(图5-5)。

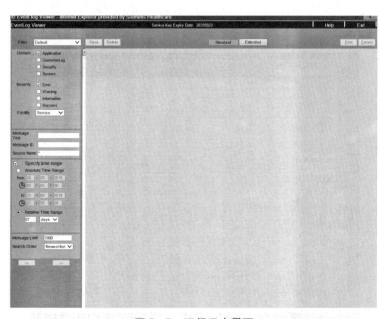

图5-5　运行日志界面

3. 设置日志筛选条件　在运行日志界面,左边的筛选栏,提供了对运行日志按条件进行筛选浏览的功能。在此,可以选择想要浏览的信息所属的域,如应用日志、用户日志、安全日志以及系统日志;如果是搜索错误日志,可以按照错误发生的严重程度,进行筛选,如故障、警告或者常规的信息(图5-6)。

此外,如果想要搜索特定类型的日志,可以在"信息字段(Message Text)"一栏中输入想要搜索的信息的关键字,如"Scan abort";如果要检索已知的、特定的错误日志,可以在"信息编号(Message ID)"一栏中直接输入想要检索的错误日志的代码编号;如果想搜索从特定功能模块发出的日志,可以在"信息源名称(Source Name)"一栏中,输入想要查找的功能模块的名称,如"ROT"或者"MAS"。另外,该界面还提供了按照时间段进行日志检索的筛选功能(图5-7)。

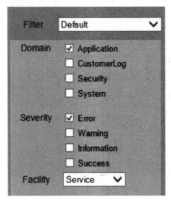

图5-6　筛选栏界面

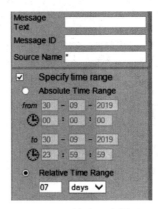

图5-7　搜索日志界面

4. 生成日志　当筛选条件设置成功后,点击右下角的"Go",稍等片刻,日志便会生成(图5-8)。

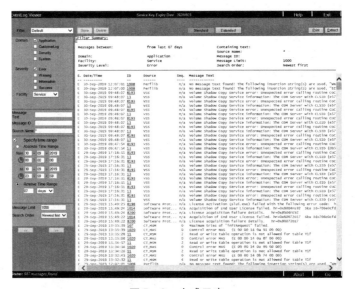

图5-8　生成日志

点击任意故障代码编号"ID",蓝色数字部分,即可浏览该日志的详细信息(图 5 - 9)。

Message Description		Service Key Expiry Date: 20200923		Statistics	Doc
Message:	E	CT_MAS_1023	CT_MAS_E_00_17__P1P2_P10		
Text:	Mains power not OK (E 00 00 17 c9 ca 00 06)				
Explanation:	PDS mains error Possible cause: - Gantry was switched off - Mains power failure - Mains fuses defective				
Action:	1. If Gantry is switched off, this error is permissible 2. Check mains power 3. Check fuses				
Information:	FWtext: PDS_MAINS_ERR P1: n.a. P2: MAS state				
Last Update:	Monday, October 16, 2017				

图 5 - 9 日志详细信息

实 验 讨 论 ≫

哪些 CT 的故障类型无法通过查看故障代码进行故障排查? 试举例说明,并尝试描述这一类型故障的排查思路。

(朱家鹏 李涛涛)

实验三 CT机电源及X线发生系统故障分析实例

◇

实验目的 ➤➤➤

（1）理解CT机电源及X线发生系统的基本工作原理。

（2）能够对功率及X线系统的故障进行识别。

实验原理 ➤➤➤

1. CT机电源及X线发生系统主要构成 电源连接柜（line connection box，LCB）、电源分配系统（power distribution system，PDS）、静止部分电源（power supply stationary，PSS）、滑环系统（slip ring system，SRS）、旋转部分电源（power distribution rotation，PDR）、高压发生器（generator）、X线球管组件（X-ray tube assembly，XTA）（图5-10）。

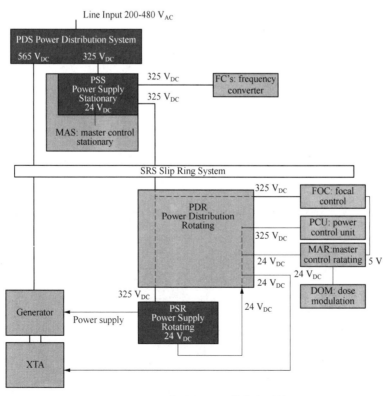

图5-10 CT机电源及X线发生系统

(1) 电源连接柜(LCB)：是现场网电源与CT机架的电气接口，它为整个CT机架及不间断电源(UPS)供电。同时，LCB还包含了保护元件，如过载保护、过压保护、缺相监测、漏电保护等。

(2) 电源分配系统(PDS)：为高压发生器提供高压，同时为机架的控制提供230 V交流电以及24 V直流电。PDS主要由滤波系统、整流系统(用于高压部分)、隔离变压器(用于230 V交流)组成。

(3) 静止部分电源(PSS)：主要为机架的静止部分的电子部件提供电能。

(4) 旋转部分电源(PDR)：位于CT的旋转机架上，它主要为机架的旋转部分提供电能。

2. 与PDS相关的CT的错误代码举例

(1) MAS_1023：Mains power not OK。

1) 代码解读：主供电系统异常。

2) Possible Cause/可能原因：①Gantry was switched off/机架被关闭；②Mains power failure/主供电异常；③Mains fuse defective/主保险开关断开。

3) Action/措施：①If gantry was switched off，the error is permissive/如果机架被关闭，该错误是正常的；②Checks main power/检查主供电；③Checks main fuse/检查主保险开关。

(2) XRS_1023：UDC (DC voltage) out of tolerance。

1) 代码解读：高压发生器输出千伏电压超差。

2) Possible cause/可能原因：①Bad connections/线缆连接不良；②D451 DC_Control defective/D451上的DC_Control故障；③D450 DC_Power_static defective/D450上的Power_Static故障；④D448/D449 DC_Adaption defective/D448和D449上的DC_Adaption故障；⑤D400 MAIN_CONTROL defective/D400的Main_Control故障；⑥Wrong Line Voltage/网电压错误；⑦Wiring of T1 incorrect/主变压器跳线错误。

3) Action/措施：①Check plugs X3 D451 in PDS，D448/D449 X30 and D448/D449 X31/检查D451上的接头X3，检查D448/449上的接头X30和X31；②Check input voltage and wiring of T1（if installed)/检查网电源以及主变压器跳线；③Check slipring connections and brushes for ICV_GEN/检查滑环以及碳刷板的连接和接触；④Check fuses of D448/D449/检查D448和D449的保险开关；⑤Check 24V at D451 X18 Pins 1‑2/检查D451的接头X18的针脚1～2；⑥Check contactor K2/K3 in PDS/检查PDS上的接触器K2/K3；⑦Replace D450 DC_Power_static/更换D450上的DC_Power_Static模块；⑧Replace D448/D449/更换D448/D449；⑨Replace D451 DC_Control/更换D451 DC_Control；⑩Replace D400 MAIN_CONTROL/更换D400 Main_Control。

实验器材 >>>

西门子双排CT机1台。

实验步骤 >>>

(1) 在CT配备正常工作的不间断电源的情况下，CT正常待机时，切断主供电电源，此时 CT 的计算机由不间断电源供电,进入"Local Service",打开"Eventlog",筛选出此时的错误信息,查找是否出现故障代码 MAS_1023。

(2) 在 CT 关机的情况下,断开 PDS 上的 D451 的接头 X3,此时 CT 开机上电。待机器进入主界面后。进入"Local Service",打开"Eventlog",筛选出此时的错误信息,并查找是否出现故障代码 XRS_1023。

(3) 在执行完步骤(2)之后,关机并恢复 X3。重新开机上电,待机器进入主界面后,进入"Local Service",打开"Eventlog",观察 XRS_1023 是否不再出现,机器是否可以进入待机状态。

实 验 讨 论 >>>

假设高压发生器输出欠压,且系统未报错且仍能进行扫描,试想会带来什么后果?

(朱家鹏　李涛涛　廉世俊)

实验四　常见 CT 故障类型

◈

实验目的 >>>

（1）了解常见的 CT 故障。

（2）掌握对于常见 CT 故障的排查思路。

实验原理 >>>

1. 系统无法开机

（1）检查机房配电柜开关是否开启上电，检查配电柜电源指示灯是否正常，判断是否有输出。如果没有输出，需要对配电柜进行检修（图 5-11）。

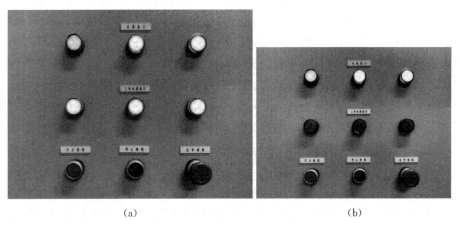

(a)   (b)

图 5-11　配电柜

注：(a)配电柜有三相输入和输出；(b)配电柜有三相输入，无输出。

（2）如果配电柜输出正常，使用万用表，调至电压档，检查 CT 机架电源输入端（图 5-12）是否有三相输入，是否存在缺相或者欠压。如果 CT 机架输入端没有三相输入，或者缺相、欠压，则需要检查电源线本身以及电源线接线端子是否存在问题。

（3）如果 CT 机架输入端输入正常，检查 CT 机架端电源系统是否有开关跳闸，如有必要，需要对照机架电源系统的接线图，使用万用表按照逆序进行逐点排查。

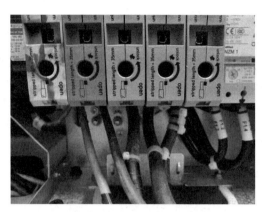

图5-12　机架电源输入端子

2.扫描床无法运动

(1)检查系统的状态信息提示,检查系统是否处在正常待机状态(standby)。如果状态正常,需要结合日志和故障代码分析是否由于机架此时处在倾斜等状态,导致扫描床运动受限。排查时需要将机架倾斜归零后再次尝试移动扫描床。一般厂家都会在主控制板上留有用于检修目的的运动检修键,如果扫描床可以在该键的控制下运动,则说明扫描床本身没有问题,需要进一步对控制器或者软件的设置参数进行故障排查。

(2)如果系统不在正常待机状态,进一步检查控制扫描床的状态信息。如果状态机停在"功能测试"阶段,说明扫描床在进行功能自测时报错,需要结合故障代码和错误日志,并按照厂家的故障排查指导进行进一步故障排查。如果状态机停在"硬件检测"阶段,说明扫描床并未被系统所检测到,首先需要检查扫描床的供电输入是否正常。如果正常则需要读取故障代码和错误日志,并按照厂家的故障排查指导进一步排查。

(3)如果系统在不正常待机状态,并且进一步检查扫描床的状态信息为"硬件配置",则说明扫描床的配置参数没有正确加载到控制系统中。此时应参照厂家给出的系统安装指导手册,对扫描床固件版本、配置参数进行检查以及升级。

3.X线曝光功能无法执行

(1)初步检查系统状态是否正常,如可以尝试载入一个扫描计划,查看系统状态机是否随之从"正常待机"状态进入"模式载入"状态。如果状态正常,则排除控制系统问题。需要针对高压发生器以及X线球管进一步排查。

(2)查看系统运行日志以及故障代码,参照厂家提供的故障排查手册查看该故障描述以及下一步行动。一般来说,对于X线曝光功能故障,需要区分故障发生在X线球管本身,还是在高压发生器上。排除时可以按照故障排查指导书的说明,先关机断电,断开高压发生器输出到球管阳极和阴极的馈线,并将馈线末端接上假负载(dummy plug)。

(3)重新开机,加载静态扫描方案,进行"曝光"。如果曝光可以执行,说明故障发生在X线球管处,需要对球管进行更换;如果"曝光"仍然失败,说明故障发生在高压发生器处,则需要对高压发生器进行更换或者进一步排查。

(4)更换球管或高压发生器后,临床移交时需要按照安装指导要求对更换部件后的系统进行相应的调试和校准,确保扫描剂量、图像质量达到要求。

4. 扫描机架旋转无法旋转

(1) 涉及CT机架旋转功能的部件较多,一般包括旋转变频器、旋转电机、CT主控制器。此外,还包括轴承和机械锁等机械部件。

(2) 如果CT扫描机架无法旋转,可以首先查看系统状态。如果状态异常,故障可能来自其他功能模块,或变频器或主控系统,如旋转使能信号丢失。需要进一步查看故障代码并结合系统工作日志排查。

(3) 如果状态正常,说明旋转变频器以及主控制板本身没有硬件异常,需要进一步对变频器以及主控制板的固件以及配置参数等信息进行检查;同时也要考虑旋转电机、机械锁以及轴承等。

(4) 对于运动功能,厂商往往还留有用于故障排查的测试键。测试键一般通过主控制板的功能测试开关来开启。如果在使用测试键的情况下,机架可以缓慢旋转,则可以快速排除旋转电机以及变频器的功能故障以及机械问题。此时应重点关注旋转的控制和安全信号是否有丢失,以及配置参数是否正确。

5. 机架无法倾斜

(1) CT机架的倾斜功能也属于运动功能,涉及倾斜推杆、倾斜控制器(有些厂家将控制功能集成到主控制器中)、倾斜传感器以及倾斜相关的机械部件。

(2) 如果倾斜功能故障,可以首先查看系统状态。如果状态异常,故障可能来自其他功能模块或倾斜相关部件。此时需要进一步查看故障代码并结合系统工作日志进行故障排查。

(3) 如果状态正常,需要考虑是否由于扫描床处于某些位置而导致倾斜功能被限制(图5-13)。排查时需要将扫描床位置调整到默认位置,解除该限制;另状态正常时倾斜功能障碍也可能来自配置参数不正确。

(4) 还可以通过测试键对机架倾斜,以排除硬件本身问题或者安装错误,如倾斜传感器位置装反而导致的机架倾斜方向与控制方向相反。

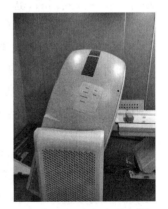

图5-13　CT机架的倾斜与扫描病床的相对位置应考虑碰撞曲线

6. 机架旋转部分无法正常上电

(1) 现代CT为了满足连续扫描和高速扫描的要求,采用滑环系统(图5-14)为CT旋转部件供电。

(2) 旋转部件供电的链路为:机房配电柜→CT机架电源系统→碳刷板→滑环→旋转电源系统→旋转部件(高压发生器、X线球管、准直器、探测器等)。

(3) 先判断机架其他部分是否可以正常上电,如果条件允许,需要对CT机架电源系统→碳刷板→滑环→旋转电源系统进行逐一排查。

(4) 需要使用万用表,结合厂家给出的接线图和故障排查指导书进行逐点故障排查。

(5) 常见的故障原因:机架电源系统上负责给旋转部件供电的链路上,继电器断开;碳

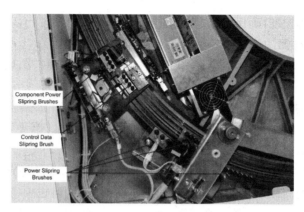

图 5-14　CT 滑环和碳刷板

刷板接触不良;旋转电源系统有输入没有输出(故障);控制板上用于旋转部分检修的开关被开启(该开关由厂商预留,用于服务工程师单独断开旋转部分供电进行检修等)。

7. 系统温度报警

(1) 在用户软件界面上弹出机架温度过高的报警,提醒用户检查扫描机房的空调功能以及设置,并提醒有可能会影响扫描图像质量。

(2) 检查扫描机房空调是否正常开启,设定温、湿度是否正确,扫描机房是否有门窗开启等。如有条件,使用便携式温湿度计进行验证。

(3) 对于风冷扫描机架,打开检修盖,检查机架风扇是否运转正常,一般可以通过目测和听声音的方式判断,也可以通过调用系统的运行日志读取实时风扇转速;同时检查进风口处是否积累有灰尘,如有灰尘堵在滤网处,应及时清理或者更换滤网。

(4) 对于水冷扫描机架,首先需要检查机房冷却水供水是否正常,一般可以通过读取冷却水的流量计和压力计的数值得到;同时检查扫描机架处冷却水的入口温度以及出口温度是否超标,可以通过水流的温度传感器读出来。

(5) 如果上述检查均未发现问题,再检查 CT 系统的温、湿度传感器是否存在读数偏差。

8. 准直器(collimator)自检故障

(1) 此处准直器是指靠近 X 线球管的准直器。该准直器一般以开槽的方式提供不同的准直。当用户选择某一准直参数时,该用户命令通过主控制器下发给准直器的控制单元,控制单元控制准直器上的运动电机,将用户指定的准直槽移动到 X 线束视场中。

(2) 每次开机时,准直器中的槽板会在电机的驱动下进行找零自检。当自检发生故障时,准直器的控制系统会发出错误信息以及相应的故障代码给用户。

(3) 当准直器自检报错时,系统状态机显示为异常,通过读取故障代码可以定位到故障出现在准直器自检时。

(4) 拆开 CT 机架前盖,手动断开准直器电源并重新上电,此时准直器会再次找零自检。观察并仔细听自检过程,如果自检过程中,槽板运动异常,说明问题可能在电机处,需要更换整个准直器;如果电机能够带动槽板移动并正确归位,说明问题不在电机,此时需要做进一步分析。

（5）按照故障排查指导,进一步排查是否为准直器中限位触点的问题。可以通过重置准直器控制参数的方式。如果重置之后,仍然自检故障,则更换准直器。

（6）如果 CT 系统更换了准直器,在移交临床使用之前,需要按照要求进行系统的调试和校准。

实 验 器 材 ▶▶▶

（1）西门子双排 CT 机 1 台。

（2）万用表等。

实 验 步 骤 ▶▶▶

1. 在 CT 开机的情况下,使用万用表,按照 CT 厂家提供的接线图,分别测量出如下输入、输出电压:

（1）网电源接入电压。

（2）高压发生器输入电压。

（3）静止机架供电电压。

（4）旋转机架供电电压。

2. 断开扫描机架至扫描床之间的线缆 W59,读取运行日志和故障代码,并通过故障代码和描述来理解线缆 W59 的作用。

实 验 讨 论 ▶▶▶

除了上述列举的 CT 常见故障类型,还有哪些 CT 故障类型或者实例? 尝试举例描述。

（朱家鹏　李涛涛　程敬海）

图书在版编目(CIP)数据

医用 CT 技术及设备实验教程/姚旭峰,廉世俊,范一峰主编. —上海:复旦大学出版社,
2020.5
21 世纪医学影像专业教材
ISBN 978-7-309-15001-8

Ⅰ.①医…　Ⅱ.①姚…　②廉…　③范…　Ⅲ.①计算机化 X 射线断层扫描仪-使用方法-医学
院校-教材　Ⅳ.①R814.42

中国版本图书馆 CIP 数据核字(2020)第 066423 号

医用 CT 技术及设备实验教程
姚旭峰　廉世俊　范一峰　主编
责任编辑/贺　琦

复旦大学出版社有限公司出版发行
上海市国权路 579 号　邮编:200433
网址:fupnet@ fudanpress.com　http://www.fudanpress.com
门市零售:86-21-65102580　　团体订购:86-21-65104505
外埠邮购:86-21-65642846　　出版部电话:86-21-65642845
常熟市华顺印刷有限公司

开本 787×1092　1/16　印张 9　字数 207 千
2020 年 5 月第 1 版第 1 次印刷

ISBN 978-7-309-15001-8/R·1812
定价:32.00 元